U0347909

编委会

周晓燕

ZHOU XIAOYAN

ZHONGYI LINZHENG SHILU

中医临证实录

周晓燕◎主编

李雅茜◎副主编

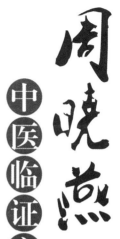

暨南大学出版社

JINAN UNIVERSITY PRESS

中国·广州

图书在版编目（CIP）数据

周晓燕中医临证实录／周晓燕主编；李雅茜副主编．—广州：
暨南大学出版社，2020.12
ISBN 978 - 7 - 5668 - 3034 - 0

Ⅰ．①周… Ⅱ．①周… ②李… Ⅲ．①中医临床—经验—中
国—现代 Ⅳ．①R249.7

中国版本图书馆 CIP 数据核字（2020）第 216957 号

周晓燕中医临证实录
ZHOU XIAOYAN ZHONGYI LINZHENG SHILU
主　编：周晓燕　副主编：李雅茜

出 版 人　张晋升
责任编辑　姚晓莉
责任校对　刘舜怡　黄亦秋
责任印制　汤慧君　周一丹

出版发行　暨南大学出版社（510630）
电　　话　总编室（8620）85221601
　　　　　营销部（8620）85225284　85228291　85228292　85226712
传　　真　（8620）85221583（办公室）　85223774（营销部）
网　　址　http://www.jnupress.com
排　　版　广州市天河星辰文化发展部照排中心
印　　刷　广州市穗彩印务有限公司
开　　本　850mm×1168mm　1/32
印　　张　5.25
字　　数　93 千
版　　次　2020 年 12 月第 1 版
印　　次　2020 年 12 月第 1 次
定　　价　28.00 元

前　言

　　我从事中医临床、教学、科研工作三十年，一直扎根于基层一线，在基层工作中接触的一般都是常见病、多发病，在不断整理与继承前辈经验的基础上，经过长期的临床实践，对于一些常见病、多发病在理论上有一些个人见解，在立法治疗中也有一些肤浅体会，为了便于交流学习，在此，把一己所学所知整理成书全盘献出，如能"抛砖引玉"，引起同道共鸣，促进中医发展，为广大基层百姓解除疾苦，则平生之愿也。限于水平，难免挂一漏万，请读者批评指正。

　　在本书整理过程中，"周晓燕基层名中医传承工作室"建设平台提供了人力、物力资源保障，在此对重视中医传承工作的上级领导及参与编写整理本书的相关同志，表示衷心感谢！

周晓燕

2020 年 9 月 6 日

目 录

CONTENTS

001　前　言

001　第一章　学术思想

002　一、辨病

003　二、辨证

004　三、论治

008　第二章　内科杂病医案选

087　第三章　五运六气临床应用

087　一、五运六气基础知识

095　二、医案选录

108 第四章 《黄帝内针》临床应用

108 一、《黄帝内针》相关经络知识要点

113 二、医案选录

130 第五章 中医体质居家调理养生

130 一、体质概述

131 二、中医体质辨识

136 三、按体质分类科学调养

143 四、体质调理案例

160 参考文献

第一章　学术思想

周晓燕，女，汉族，1968 年 4 月出生，广东省佛冈县人，中医硕士研究生毕业，内科主任中医师，广东省广州市基层名中医学术经验继承工作指导老师，是全国名老中医学术传承指导老师、广东省名中医——丘和明的弟子，并曾问业于邓铁涛、仝小林、吕英等国医大师。执医近三十年，勤求古训，博采众长，积累了较为丰富的临床经验。周师①热爱祖国医学，不因循守旧，不讳中医之短，不嫉西医之长，经常教导学生，中西医各有所长，要扬长避短，与时俱进，充分利用现代科技手段及时丰富四诊的内容，不断提高临床疗效，为患者解除痛苦。其具有独特的诊疗风格，更不乏真知灼见，现在此对周师约三十年的临证诊治思路作一总结，以飨同道。

---

① 本书由各编者整理编写，为称呼一致，全书统称周晓燕医师为"周师"。

一、辨病

在临证过程中，周师对疾病一般坚持中西医双重诊断，认为中医思维虽然比较重视辨证论治，但在临床中辨证论治效如桴鼓非常常见，比如临床中一旦出现少阳病、厥阴病，分别用小柴胡汤、乌梅丸等治疗往往有立竿见影之效。同时周师也重视西医的诊断，认为西医诊断一旦明确，对该疾病的轻重、缓急、治疗难易、疗效指标就心中有数，这样诊治过程中就可以少走弯路，不延误病程，也方便学术交流。比如咳嗽病，尤其咳嗽病程较长者，可借助现代科学技术尽早查出引起咳嗽的原因，是肺系疾病引起，还是肺外疾病引起。肺系疾病引起的，是支气管扩张引起的，还是特异性哮喘、肺癌、肺结核引起的，等等；肺外疾病引起的，是心功能不全、甲状腺肿瘤压迫气道引起的，还是患者免疫功能下降导致反复感冒引起的，等等，如果及早得出准确的西医诊断，对疾病的预后转归认识，或进一步优化辨证施治是很有裨益的。又如反复便血或吐血的病人，如果及早查出是痔疮或牙石引起，指导患者到专科治疗，就不至于使疾病缠绵难愈，所以周师临证，一般都尽可能对疾病作出中西医诊断，为下一步制订诊疗方案指明方向。

二、辨证

辨证论治是中医的优势，即使西医诊断尚未明确，但只要辨证准确，立法精准，也可以治愈疾病，这是中医临证思维的一大特色。要提高辨证能力，周师认为一般要做好以下两点：

1. 四诊资料详细准确是辨证的基础

四诊即望、闻、问、切，四诊合参才能探得病源。四诊要求医生客观地收集相关资料，不能以主观臆测或模糊的印象来推断病情，否则易引起治法错误。在四诊中要善于围绕主症来进一步辨证，尤其要重视问诊，问清主症的诱因，加重或缓解的因素，并结合其他伴随症状、脉、舌等，同时不要忽略病人的工作、生活环境，习惯，情志等因素，方能准确地鉴别病因，进一步指导临床立法处方。

2. 扎实的中医基础理论知识是辨证的关键

周师认为要熟练掌握八纲、六经、脏腑、经络、三焦、卫气营血、气血津液、五运六气、体质分型的辨证要点，并要准确把握疾病的致病因素如六淫、七情、疫疠、饮食、劳倦、痰饮、外伤、虫害等，凡遇到疑难杂症，更是要结合西医的生理、病理、理化检查等来确定疾病的病机。如对于慢性咳嗽患者，如果患者是晚上睡觉后容易出现咳嗽，平素活动后易乏力气短，如果胸片提示心影增大，即使临床还没有出现水肿等症状，都可以考虑心阳不振、水凌心肺的中医病机；如果是癌症之类疾病，那就要考虑本虚标实，可能兼有痰瘀湿毒交结的中医病机；如果是支气管扩张，属于中医伏痰范畴，意味着这种顽痰不一定能彻底清除，注意避免过度治疗，损伤正气。辨证中周师还常注意甄别患者平素体质的阴阳属性，主要通过患者平素饮食、其机体对食物的反应来甄别，如常常食用辛辣厚味之品的患者，如果机体无咽喉痛、大便干结或痤疮等不适，一般把此类患者体质定性为寒性体质；如果多吃点青菜、冬瓜之类患者就口淡无味或便溏，就考虑把患者的体质定性为阳虚体质。治疗疾病时结合体质的阴阳属性，用药时应注意到用热远热、用寒远寒，否则易出现副作用大于治疗作用的情况。周师还注意天人相应、五运六气在辨证中的运用，把各种辨证法则熔为一炉，从而准确地鉴别病因，确定病位、病性、病势等，这对下一步精准施治有重要指导作用。

三、论治

治疗方面，立法施治常见的路径有：

（1）辨病治疗：有是症，用是药，《伤寒论》的六经论治就是典型的辨病论治。所以要熟悉《伤寒论》六经的三阴三阳条文，知道什么是太阳病、阳明病、少阳病，少阴病，了解各病的诊断主症，熟练掌握桂枝汤、小柴胡汤、白虎汤、四逆汤、乌梅丸等的临床应用。

（2）辨证治疗：证候分类施治是最常用的方法，熟悉《黄帝内经》的十九病机，分清本虚标实，根据脏腑的气血阴阳亏虚、气滞寒凝血瘀、湿浊痰饮内停、郁热瘀毒互结、虫刀伤、六淫未解等情况，寒者热之，热者寒之，虚者补之，实者泄之，具体就是运用温、清、补、消、汗、吐、和、下等法给予对症治疗。

（3）辨体质治疗：亚健康人群，或病人处于疾病恢复期，可以通过体质辨证来调护以防止疾病复发。

（4）重视五运六气的临床应用：注重天人合一，结合时空等相关因素对疾病的影响，遵循扶其不胜抑其偏的治疗法则来遣方用药。

（5）六经辨证，针药并用：对于急症、疑难杂症，周师喜欢针药并用，认为中医治病要快速起效，针药并用往往立竿见影。经络治疗推崇《黄帝内针》的辨经取穴方法，并结合正经、董氏针法等综合运用。

具体治疗措施：

（1）药物治疗。

周师擅用经方，经方药物精简，配伍结构严谨，疗效显著。肺系疾病常用桂枝汤、麻黄汤、小柴胡汤、白虎汤、银翘散、止嗽散、瓜贝散；心系病症常用瓜蒌薤白半夏汤、桃红四物汤、瓜蒌薤白桂枝汤、真武汤、猪苓汤、补中益气汤；脾胃病证常用四君子汤、四逆汤、八珍汤、四物汤、半夏泻心汤、大承气汤、增液承气汤、四磨汤、三仁汤加减；肝胆疾病常用逍遥丸、茵陈蒿汤、青蒿鳖甲汤、柴芍六君汤、大柴胡汤；肢体筋脉病常用葛根汤、苁蓉牛膝汤、羌活胜湿汤等。药物用量大时，《伤寒论》提到的煎服法，各药配伍的比例，也要熟练掌握，另外根据中药的现代药理学知识，熟悉一些专病专药对指导临床遣方用药也很有裨益。如附子有强心作用，可治疗心衰水肿症；桑叶有糖苷酶抑制作用，黄连有类似二甲双胍的作用，都可以治疗糖尿病；鱼腥草、蒲公英等清热解毒药有抗菌消炎作用；生南星、生法夏抗肿瘤作用优于炮制过的胆星、法夏等；青蒿是治疟疾专药，等等。把现代药学的药理研究精华运用到临床上，可进一步提高临床疗效。

（2）中医适宜技术的应用。

中医适宜技术种类繁多，有针灸、拔罐、刮痧、按摩、敷贴、熏洗、埋线、经络拍打等，周师认为，人体有强大的自愈能力，随着年龄的增长，自愈能力会逐渐下降，但针灸、按摩、拔罐等可以再次激发、增强人体自身的免疫能力，临床上可以适当辨证选用各种中医适宜技术配合治疗，促进患者尽快康复。

　　总之在治疗方面，周师强调中医综合治疗的运用。喜用传统方剂，传统方剂理法明晰、构成严谨，有较好疗效。对于传统方剂的使用，依理法变通，不拘泥于具体用药。用药过程中，注重机体阴阳平衡效果。尤其中西医结合治疗时，注意到西药也有寒热之分，中西药搭配要适宜，否则会加重毒副作用。强调查找病因防止复发，常告诫患者饮食有节，起居有常，调情志，避风寒，注意环境气候的影响；积极发展中医适宜技术，认为通过多靶点、多环节起效是中医治疗疾病的一大特色。各种论治方法并不完善，要融会贯通，根据不同疾病及其发展的不同阶段，各有侧重。但最终都要协调好机体的阴阳平衡，才能达到治愈疾病的目的。

第二章　内科杂病医案选

1. 乳蛾——风热证

唐某，女，30 岁，初诊日期：2019 年 7 月 20 日。

主诉：咽痛伴发热 5 天。

病史：患者 5 天前出现咽痛、发热，最高体温 39.5℃，在当地医院就诊，诊断为"化脓性扁桃体炎"，给予头孢类抗生素、左氧氟沙星注射液静滴以及尼美舒利片治疗 5 天，经治疗患者仍反复发热，遂求中医治疗。湖南人氏，平素饮食嗜好辛辣。

刻诊：咽痛，口干，发热，恶风，大便 3 天未解，小便正常，舌苔黄，有裂纹，脉浮数，体温 38℃，双侧扁桃体可见大量脓苔，脉浮有力。

诊断：乳蛾——风热证。

治则：表里双解。

治疗：白虎汤合银翘散加减 2 剂，每日 1 剂，水煎服，嘱其清淡饮食，方药如下：

石膏 30g	知母 10g	淮山 10g	金银花 15g
连翘 15g	竹叶 10g	牛蒡子 15g	鱼腥草 10g
射干 15g	黄芩 10g	薄荷 6g^{后下}	甘草 6g

疗效：3 天后随访，服用 1 剂后患者解大便 2 次，半夜汗出，次日清晨热退身凉，无发热，服 3 剂后诸症缓解。

按语：本患者高热、口干、咽痛、便秘、恶风、脉浮等，四诊合参，辨证为里热炽盛，表邪未解证。选用白虎汤合银翘散加减。用白虎汤清阳明气分之热，并助以金银花、连翘、鱼腥草、薄荷清热解毒、辛凉透表，竹叶清热生津，牛蒡子、射干、甘草清利咽喉，诸药合用共奏疏风清热解毒之功而获效。

2. 咳嗽——风热犯肺，肺气亏虚证

张某，男，57 岁，初诊日期：2019 年 6 月 8 日。

主诉：反复咳嗽 3 年，发热 2 天。

病史：患者近 3 年反复咳嗽，咽痒，自觉咽中异物感，咳之不出，吞之不下，多次外院诊治，行肺功能、诱导痰试验等检查未见异常，影像学检查亦无异常。外院门诊反复中药调理，咳嗽仍易反复，劳累后尤易诱发，近两天感冒后咳嗽加重，发热，畏寒，咽痛咽痒。今来求治。

刻诊：发热，面目潮红，恶风，咳嗽，咯黄绿黏痰，

咽痛咽痒，纳眠差，小便黄，大便干硬，舌淡，苔薄微黄，脉浮。

诊断：咳嗽——风热犯肺，肺气亏虚证。

治则：急者治标，解表宣肺，清热化痰。

治疗：拟瓜贝散合银翘散加减 5 剂，每日 1 剂，水煎服，并嘱咐其避风寒，调情志，饮食清淡。中药如下：

瓜蒌皮 15g	浙贝 15g	桔梗 10g	杏仁 10g
黄芩 10g	薄荷 6g^{后下}	白前 10g	鱼腥草 30g
连翘 10g	枇杷叶 15g	金银花 10g	甘草 10g

二诊：2019 年 6 月 13 日。

刻诊：发热已退，仍有咽痒咳嗽，能咯出黄白稀薄痰，量多，咳声重浊，纳眠有改善，大便偏干，小便调，舌淡苔薄黄，脉浮。

治疗：拟瓜贝散合止嗽散加减如下，5 剂。每日一剂，水煎服。中药如下：

瓜蒌皮 15g	浙贝 15g	桔梗 10g	桑叶 10g
款冬花 10g	百部 10g	白前 10g	荆芥 10g
杏仁 10g	陈皮 5g	紫菀 10g	甘草 10g

三诊：2019 年 6 月 19 日。

刻诊：诸症明显减轻，偶有咽痒咳嗽，咯白稀痰，量不多，但反复易感，纳眠可，大便稍稀烂，舌淡苔薄白，脉浮无力。

治疗：拟玉屏风散合止嗽散加减如下，6剂，每日1剂，水煎服。中药如下：

黄芪15g	防风10g	桔梗10g	白术15g
款冬花10g	百部10g	白前10g	荆芥10g
大枣10g	乌梅10g	紫菀10g	甘草10g

疗效：治疗后，诸症缓解，停药2个月来未见复发。

按语：患者因起居不慎，风热犯肺，急则治标，以清热宣肺、化痰止咳为主，拟方瓜贝散合银翘散加减，同时嘱其清淡饮食，避感风寒。用药后发热退，仍咳嗽、咽痛、多痰，以瓜贝散合止嗽散加减继续疏风宣肺化痰。病情明显好转后，考虑患者咳嗽日久，肺气本虚，肺为娇脏，不耐寒热，咳嗽易反复发作，故以玉屏风散合止嗽散加减，扶正祛邪以善其后。

3. 咳嗽——痰热阻络，表邪未解证

任某，男，65岁，初诊日期：2019年3月11日。

主诉：恶寒，咳痰1个多月。

病史：患者有抽烟、喝酒爱好30多年，近1个月来无明显诱因出现后背恶风寒，伴喉中异物感，咯痰，痰白质黏，口干口苦，2019年2月11日南方医科大学附属第三医院胸部CT检查提示：右肺下叶后基底段胸膜下结节，恶性肿瘤性质待排，经西医抗生素治疗后，2019年3月2日胸部CT复查提示：右肺下叶后基底段胸膜下结

节有所吸收好转，但患者诸症未减，因疗效不满意，转求中医治疗。

刻诊：后背恶寒，喉中有痰，兼有咳嗽，咯痰，痰白质黏，量不多，口干口苦，睡眠可，胃纳可，大便溏，舌红暗有裂纹，苔薄黄腻，脉浮滑。

诊断：咳嗽——痰热阻络，表邪未解证。

治则：疏风解表，清热化痰，活血祛瘀。

治疗：桑菊饮合止嗽散加减 7 剂，每日 1 剂，颗粒冲服，配合中成药小金片一次 1 粒，一日 2 次，全程治疗，并嘱其戒烟酒，饮食清淡，避风寒等，中药如下：

桑叶 10g	菊花 10g	薄荷 6g	苦杏仁 10g
连翘 10g	荆芥 10g	射干 10g	桔梗 10g
甘草 3g	黄芩 1g	陈皮 6g	藿香 10g
枇杷叶 10g	鱼腥草 15g		

二诊：2019 年 3 月 18 日。

刻诊：后背恶寒稍好转，仍口干口苦，痰易咯，大便条状，舌红暗有裂纹，苔白微腻，脉浮滑。

治疗：正阳汤加小柴胡汤加减 14 剂，中药颗粒，每日 1 剂，冲服。继续小金片治疗。方药如下：

旋覆花 10g	玄参 30g	桑白皮 30g	川芎 6g
生姜 3g	白芍 30g	柴胡 12g	太子参 30g
甘草 9g	泽泻 10g	鱼腥草 30g	茯苓 30g

胆南星 6g　　当归 6g　　　黄芩 20g　　　蒲公英 30g

三诊：2019 年 4 月 3 日。

刻诊：后背恶寒已消失，口干口苦明显缓解，喉中时有痰，量减少。舌淡红略暗，苔薄白，脉滑。

治疗：上方加减 14 剂，中药颗粒，每日 1 剂，冲服。方药如下：

法夏 10g　　僵蚕 10g　　甘草 9g　　　丹参 10g

桃仁 10g　　牡蛎 30g　　鱼腥草 30g　茯苓 30g

桑白皮 30g　柴胡 12g　　胆南星 3g　　蒲公英 20g

泽泻 10g　　黄芩 20g　　太子参 30g　枳壳 6g

四诊：2019 年 4 月 18 日。

刻诊：喉中痰减少，余症基本消失，舌淡红，苔薄白，脉滑。

治疗：上方加减 21 剂，每日 1 剂冲服如下：

皂角刺 10g　地龙 10g　　茯苓 10g　　党参 10g

败酱草 30g　桔梗 10g　　浙贝 10g　　甘草 3g

僵蚕 10g　　鱼腥草 30g　苦杏仁 10g　胆南星 6g

桑白皮 10g　法半夏 9g　　乌梅 10g

疗效：喉中偶尔有痰易咯。2020 年 6 月 2 日南方医科大学附属第三医院胸部 CT 复查提示：右肺下叶后基底段胸膜下结节消失。

按语：患者烟酒过度，湿热内蕴，日久酿痰生湿，痹阻络脉，导致痰瘀热互结，可形成肺积、咯痰之证。初诊疏风清热化痰助以活血祛瘀疗效不大满意，后考虑少阴君火司天，还有主气的少阴君火加临，并见口干苦少阳症，改用正阳汤合小柴胡汤加减治疗后症状明显好转，后续适当减少解表药，加多清热燥湿化痰药，全程一直用小金片活血祛瘀，最后肺部结节消失。

4. 咳嗽——痰热壅肺，气虚不固证

梁某，女，53 岁，初诊日期：2019 年 11 月 13 日。

主诉：反复咳嗽咳痰 4 年余，加重 1 周。

病史：患者近 4 年来常易感冒，常咳嗽咯痰，咯较多黄白浓稠痰，外院胸部 CT 检查提示：右上肺纤维钙化灶，考虑陈旧性肺结核，伴右上肺继发性支气管扩张。1 周前劳累后咳嗽咳痰较以往加重，痰量多，色黄绿质浓稠，易咳出，每日咯痰 20 余口，伴咽部不适感，时有头痛，左侧为甚，曾在我院急诊予静脉抗生素治疗，症状仍反复，2019 年 11 月 13 日前来求进一步诊治。

刻诊：患者神清，精神疲倦，频繁咳嗽咯痰，痰黄绿浓稠、量多，易咳出，伴咽部不适感，头痛，左侧为甚，胃脘痞满，时嗳气反酸，少气懒言，时自汗出，恶风，无咯血，纳眠一般，小便可，大便结，舌暗红，苔黄腻，脉弦细。

诊断：咳嗽——痰热壅肺，气虚不固证。

治则：清热化痰、宣肺止咳，兼健脾益气固表。

治疗：拟清金化痰汤合玉屏风散加减 3 剂，每日 1 剂，水煎至 200mL，饭后温服。药物如下：

桑白皮 20g	黄芩 15g	栀子 15g	全瓜蒌 10g
防风 3g	橘红 10g	知母 10g	杏仁 10g
浙贝母 10g	白术 15g	桔梗 10g	黄芪 15g

二诊：2019 年 11 月 16 日。

刻诊：患者咳痰明显减少，咯痰黄白稀薄，易咯出，恶风，偏头痛，汗出减轻，但口干，胃脘胀闷，纳呆，大便稀溏，4~5 次/日，舌淡红，苔白腻，脉濡细。

治疗：上方加减 7 剂，每日 1 剂，水煎服，方药如下：

桑白皮 15g	黄芩 15g	太子参 15g	法夏 10g
防风 5g	橘红 10g	知母 10g	浙贝母 10g
柴胡 10g	白术 15g	桔梗 10g	黄芪 15g
生姜 5g			

疗效：1 个月后门诊随访，症状明显缓解。

按语：《医学心悟》指出："肺体属金，譬若钟然，钟非叩不鸣。风、寒、暑、湿、燥、火，六淫之邪，自外击之则鸣，劳欲、情志、饮食、炙煿之火，自内攻之则亦鸣。"周师认为，咳嗽有外感及内伤之分，外感引起的咳嗽、咯痰大多伴有发热、头痛、恶寒等表证，起病较急，病程较短；内伤所致的咳嗽，一般无外感症状，起病慢，病程长，常伴有脏腑功能失调的证候。本病患者为中年女性，慢性肺系疾病多年，正气亏虚，肺脾两虚，痰湿内阻，卫表不固，内伤外感互为影响，疾病迁延难愈，但毕竟急则治其标。所以四诊合参，首诊着重清热化痰，选用清金化痰汤合玉屏风散加减化裁，健脾益气宣肺。二诊虽然咳嗽咯痰明显减少，但因首方中的清热化痰药过于苦寒，出现腹胀腹泻，加重脾虚湿胜之证，所以二诊中药适当减少苦寒润肠通便的杏仁、栀子、全瓜蒌，增加柴胡、法夏、生姜、太子参以求益气温中、健脾燥湿之功。最后诸药合用，攻守两顾，扶正祛邪，斩获良效。

5. 咳嗽——气阴两虚证

唐某，男，75 岁，初诊日期：2019 年 1 月 13 日。

主诉：反复咳嗽 1 年。

病史：患者自 2018 年 1 月初出现发热，咳嗽，少痰，胸闷痛，外院胸部 CT 检查提示：右上肺浸润型肺结核。随后在结核病防治所规范抗结核治疗 9 个月，查痰培养阴性，胸科医院复诊 CT 提示：原结核灶已纤维钙化。停抗结核治疗。但患者仍常感周身不适，动则汗出，手足心热，口干，夜间烦躁难入睡，入睡后盗汗明显，时干咳，无痰，今求中医治疗。

刻诊：患者神疲，手足心热，时有干咳，无痰，动则汗出，恶风，夜间盗汗，难入睡，无咯血，小便短赤，大便秘结，舌体瘦长，舌尖红少苔，脉弦细。

诊断：咳嗽——气阴两虚证。

治则：益气养阴，润肺止咳。

治疗：拟生脉散合沙参麦冬汤加减 5 剂，每日 1 剂，水煎服，饭后温服，嘱其饮食清淡富营养，避风寒，畅情志等。中药如下：

太子参 15g 北沙参 10g 麦冬 10g 玉竹 10g

桑叶 15g 款冬花 10g 炙甘草 10g 杏仁 10g

五味子 10g

二诊：2019 年 1 月 18 日。

刻诊：患者手足心热明显减轻，口干减少，偶有干咳，汗出仍较多，胃脘胀闷，纳呆，大便稀溏，2~3 次/日，舌干红少苔，脉细。

治疗：拟方生脉散合二陈汤加减 7 剂，水煎服。方药如下：

太子参 15g 法夏 10g 麦冬 20g 五味子 10g

茯苓 20g 炙甘草 10g 砂仁 10g 桑叶 15g

款冬花 10g 陈皮 5g

三诊：1 个月后门诊随访，症状基本消失。

按语：周师认为，患者大病初愈，痨虫灼伤肺叶，肺热叶焦，致内热虚火燔盛，耗气伤阴，故见干咳无痰、手足心热、自汗、盗汗、舌瘦长干红、脉细等气阴两虚之症。首方以生脉散合沙参麦冬汤滋阴益气，效果显著，但滋阴药过于滋腻脾胃，脾气失运，脘腹胀闷，酌情减少滋阴药分量，助以法夏、茯苓、陈皮燥湿健脾，培土生金以善其后。

6. 咳嗽——风邪犯肺，阳气亏虚证

廖某，女，58 岁，初诊日期：2020 年 3 月 1 日。

主诉：反复咳嗽 2 年。

病史：患者近 2 年来每至春季即易感冒，咽痒，咳嗽，干咳为主，伴少许白黏痰，夜间更为明显，曾到三甲医院行激发试验，考虑咳嗽变异性哮喘，曾予信必可干粉剂吸入，初始治疗效果佳，但近半年来，咽痒咳嗽渐明显，不仅春季易犯，秋冬季也出现咳嗽咽痒。

刻诊：神清，倦卧，咽痒，咳嗽，讲话稍长时间即干咳明显，晨起少许白黏痰，遇寒加重，畏风怕冷，动则自汗，四肢不温，纳呆，夜眠可，二便调，舌淡胖，苔薄白，脉濡。

诊断：咳嗽——风邪犯肺，阳气亏虚证。

治则：疏风宣肺止咳，温阳固表。

治疗：拟三拗散合止嗽散加减 5 剂，每日 1 剂，水煎服，并嘱其避风寒，饮食清淡，调情志，方药如下：

桔梗 10g　　　白前 10g　　　荆芥 10g　　　陈皮 6g

紫菀 10g　　　百部 15g　　　射干 10g　　　僵蚕 10g

甘草 6g　　　麻黄（不去根节）6g

杏仁（不去皮尖）10g

二诊：2020 年 3 月 7 日。

刻诊：患者复诊，诉咽痒咳嗽稍好转，仍畏寒肢冷，动则自汗干咳，咯较多白色泡沫痰，舌淡苔白，脉沉细。

治疗：麻黄附子①细辛汤合桂枝汤、止嗽散加减 10 剂，水煎服，可翻煎，每日 3 服，方药如下：

桔梗 10g　　　白前 10g　　　荆芥 10g　　　陈皮 6g

紫菀 10g　　　百部 15g　　　白芍 10g　　　桂枝 10g

干姜 3g　　　细辛 3g　　　制附子 10g^先煎　炙麻黄 10g

炙甘草 20g

疗效：1 个月后门诊随访，患者咽痒、畏寒肢冷之症基本消除，自汗也减少，嘱其常服玉屏风散、金匮肾气丸，目前仍定期每月随访，患者诸症已除，神清气爽。

按语：三拗汤之"拗"是指违反常理之意，麻黄不去根节，为发中有收，使不过于汗，杏仁不去皮尖，为散中有涩，宣降肺气、止咳化痰而不致宣散过度，甘草不炙因取其清热解毒，协同麻黄、杏仁利气化痰，配合

———————————

①　附子有毒，需要先煎。

止嗽散，宣肺利气，酌加僵蚕、射干，搜风通络，利咽散结。全方共达宣肺散寒、祛风止咳之功效。患者首方后咽痒咳嗽减轻，但畏寒肢冷、自汗等阳虚症状未减，二诊考虑温阳补虚，调和营卫，扶正祛邪，所以选用麻黄附子细辛汤合桂枝汤、止嗽散加减温肾纳气，调和营卫以扶正，炙甘草剂量较大，取其制约附子毒性，并有类激素作用，更好防治哮喘发作，仍配合用止嗽散加减疏风解表，巩固疗效。

7. 咳嗽——外寒内饮化热证

张某，女，65 岁，初诊日期：2020 年 4 月 8 日。

主诉：反复咳嗽痰多 10 余年，加重 1 周。

病史：患者近 10 余年以来每逢天气变化即出现咳嗽，咯痰，痰多黄稠，日久咳甚即喘，体重渐消瘦，纳眠渐差，于外院多次诊治，考虑慢性阻塞性肺疾病急性加重，予多种解痉平喘药物口服及雾化吸入治疗，效果时好时差。近一周气候多变，患者咳喘加重，痰多色黄稠，难咯，畏寒，夜间喘甚，下肢渐肿。今前来寻求中医治疗。

刻诊：神疲倦卧，畏寒，下肢肢冷，消瘦，频繁咳嗽，咳声重浊，痰多色黄稠，质黏，下肢稍浮肿，口渴欲饮，纳眠欠佳，舌暗红，苔黄白滑腻，脉弦细数。

诊断：咳嗽——外寒内饮化热证。

治则：解表化饮，清热止咳平喘。

治疗：拟小青龙汤合麻杏石甘汤加减 5 剂，每日 1 剂，水煎服，取 400mL，分次口服。嘱避风寒，饮食清淡。中药如下：

桂枝 10g	法夏 10g	白术 15g	浙贝 15g
石膏 30g	细辛 10g	桔梗 10g	茯苓 15g
炙麻黄 10g	炙甘草 10g	杏仁 10g	生姜 2 片

二诊：2020 年 4 月 15 日。

刻诊：神清，咳嗽减少，咯痰较多，易咯，痰色白稀薄，纳眠改善，白天仍感畏寒肢冷，程度较前减轻，舌淡苔白滑，脉弦细。

治疗：拟苓桂术甘汤合小青龙汤加减 5 剂，每日 1 剂，水煎服。中药如下：

桂枝 10g	法夏 10g	白术 10g	川贝 10g
陈皮 10g	苏子 10g	生姜 2 片	大枣 10g
桔梗 10g	茯苓 15g	炙甘草 10g	五味子 10g
细辛 5g			

疗效：5 剂后随访患者，咳喘明显减轻。继以苓桂术甘汤合六君子汤巩固疗效。随访两个月至今，患者诸症基本缓解。

按语：患者年老体弱，慢性肺病迁延不愈，长年咳痰喘肿，已成肺胀，其病机本虚标实，因虚致实，兼感时邪风寒，致寒热相杂，病程缠绵难治。现急则治标，先解表寒、清里热，故以小青龙汤与麻杏石甘汤合方，也取大青龙汤之意。炙麻黄、石膏配比 1∶3，石膏清热解渴为君，炙麻黄去性存用以取其宣肺平喘之功效，两者共达清热平喘的作用，浙贝、法夏化痰燥湿，浙贝用量稍重于法夏，以其清热润肺之力制约法夏燥热之弊。患者肺胀日久，本虚已现，神疲倦卧、畏寒肢冷即属阳虚之状，桂枝、白术、茯苓取苓桂术甘汤之意温阳化饮，健脾利水。生姜、炙甘草健中理脾，调和诸药，桔梗、细辛宣利肺气，全方共达解表散寒、宣肺清热之功效。首方 5 剂后，患者症状有所改善，痰黄咳喘等热症明显减轻，里热之象渐退，阳虚之本进一步显现，故在原方基础上去麻杏石甘汤，仍以苓桂术甘汤为主方温阳健脾，化饮利水，并以川贝替浙贝，去苦寒之性添润肺之功，加用苏子配桔梗、细辛宣降肺气，姜、枣、炙甘草调和脾胃，使上焦肺气得宣降，中焦脾气得健运，上中二焦宣通得当，水饮自可温化下利而去。原平调寒热方调整为温阳健运方。

8. 喘证——阳虚水泛证

黄某，男，76 岁，初诊日期：2019 年 1 月 15 日。

主诉：反复胸闷、气喘 3 年，下肢肿胀 1 周。

病史：患者 3 年前活动后渐觉胸闷、气短，休息后可缓解，未予理会。近 1 年渐觉胸闷加重，动则气促，甚则夜不安枕，近 1 周双下肢肿胀，倦卧畏寒，频繁咳嗽，咳声沉闷，咯痰清稀，遇寒更甚，三甲医院诊断为冠心病、心力衰竭、心功能 Ⅲ 级。长期服用地高辛、呋塞米片、螺内脂片、阿司匹林等药物，上症无改善，今天家属推轮椅送患者到院就诊。

刻诊：神疲倦乏，面色㿠白，唇甲紫暗，胸闷气促，动则益甚，下肢水肿，纳呆，难平卧，睡眠差，小便短少，大便溏薄，舌暗胖，边有齿痕，苔白微腻，左关滑细尺沉，右关弦涩尺沉细无力。

诊断：喘证——阳虚水泛证。

治则：益气温阳，活血利水。

治疗：自拟温阳养心汤 5 剂，每日 1 剂，水煎服。并继续维持西药治疗。嘱其避寒保暖，清淡饮食，调畅情志。方药如下：

黑附子 10g^(先煎)　　干姜 10g　　炙甘草 10g　　黄芪 30g

猪苓 15g　　桂枝 15g　　茯苓 15g　　益母草 15g

丹皮 10g　　瞿麦 10g　　白术 10g　　泽泻 10g

二诊：2019 年 1 月 21 日。

刻诊：胸闷已除大半，神清气爽，可床边家属扶行，夜间平卧安枕，肢肿部分消退，口干，间有咳嗽，咯痰黄白相间，胃纳欠佳，小便清长顺畅，大便硬结，舌暗干红，边有齿痕，苔黄微腻，左关微数尺沉，右关弦微数尺沉稍有力。

治疗：上方加减 5 剂，每日 1 剂，水煎服，呋塞米片减量服用，方药如下：

黑附子 5g^{先煎}	干姜 5g	炙甘草 5g	黄芪 30g
猪苓 15g	桂枝 10g	茯苓 15g	益母草 15g
丹皮 10g	瞿麦 10g	白术 10g	泽泻 10g
麦冬 20g	白茅根 20g	大黄 5g	

三诊：2019 年 1 月 28 日。

刻诊：精神可，胸闷彻除，心胸宽畅，可室内步行，5 分钟后稍感喘促，夜眠安，形体瘦削，肢肿消散，口淡无味，偶有咳嗽，咯少量白稀痰，胃纳欠佳，小便清长顺畅，大便稍硬，舌暗胖，边有齿痕，苔薄白微腻，左关细弱尺沉，右关弦细尺沉稍有力。

治疗：拟方温阳养心汤合理中汤加减 7 剂，每日 1 剂，水煎服。停服地高辛，继续利尿剂 10mg 口服。

黑附子 5g^{先煎}	干姜 5g	炙甘草 10g	黄芪 30g
猪苓 15g	桂枝 15g	茯苓 15g	益母草 15g
丹皮 10g	法夏 10g	白术 10g	泽泻 10g
麦冬 20g	白茅根 20g	红参 10g^{另煎兑}	

疗效：1 个月后，胸闷、气喘基本缓解，下肢浮肿消失，晚上可平卧安睡，生活自理能力有所提高，仍间

断服用中药巩固疗效。

按语：周师认为西医的心功能不全疾病在临床中非常常见，此类患者病情严重时临床上多表现为胸闷、心悸、气促，动则益甚，夜间难平卧，或见肢体浮肿。该类患者多由于心病日久不愈，出现心阳不振，波及脾肾两脏，导致水湿内停，脉络瘀堵，水液泛滥，三焦气化不利，气机升降出入失常，所以治疗上，此类重症患者的当务之急就是益气温阳，活血利水，用温阳养心汤通利三焦，恢复气机正常的升降出入功能，病情缓解后，继续固本培元巩固疗效。

9. 哮病——寒包热哮证

冯某，女，54 岁，初诊日期：2018 年 10 月 21 日。

主诉：喘咳 3 天。

病史：有哮喘病史 30 多年，发作时多用中药治疗，未用过激素治疗。3 天前受凉出现胸闷、气喘，间咳，痰少难咯，求中医治疗。

刻诊：呼吸促，喘息、胸闷，喉中哮鸣有声，间咳嗽，痰少色黄难咯，恶寒、无汗、烦躁、口干、便干，舌尖边红，苔黄腻，脉浮紧。

诊断：哮病——寒包热哮证。

治则：解表散寒，清热化痰。

治疗：拟麻黄汤合清金化痰汤加减 3 剂，每日 1 剂，水煎服，嘱其避风寒，饮食清淡，调情志。方药如下：

麻黄 10g	桂枝 10g	苦杏仁 10g	甘草 15g
茯苓 15g	黄芩 10g	栀子 15g	桔梗 10g
浙贝 15g	桑白皮 10g	陈皮 6g	鱼腥草 30g

二诊：2018 年 10 月 25 日。

刻诊：喘息胸闷好转，咳嗽痰多易咯，痰黄白夹杂，微汗，无恶寒，大便通调，舌淡红，苔薄黄，脉浮。

治疗：上方加减 4 剂，每日 1 剂，水煎服，方药如下：

麻黄 3g	桂枝 3g	苦杏仁 10g	甘草 15g
茯苓 15g	黄芩 10g	栀子 15g	桔梗 10g
浙贝 15g	桑白皮 10g	陈皮 6g	鱼腥草 20g

疗效：1 周后诸症消失。嘱其避风寒，适当锻炼增强体质以减少发作。

按语：本证主要是痰热壅肺，复感风寒，客寒包火，肺失宣降所致，故用麻黄汤宣肺解表，用清金化痰汤清热化痰，另外鱼腥草有类抗生素作用，周师对于风热外感疾病常配伍加用，大大提高清热解毒功效，当然大剂量鱼腥草易引起便溏，现代药理研究证明其还有伤肾副作用，所以不宜长久大量服用。

10. 肺胀——阳虚水泛，痰热阻络证

毛某，男，72 岁，初诊日期：2019 年 8 月 16 日。

主诉：胸胀闷、活动后气喘进行性加重 2 年。

病史：患者有慢性支气管炎病史，近 2 年来每遇天气变化，易出现咳嗽，痰多，胸胀闷，气喘，时伴双下肢浮肿，曾多次到三甲医院门诊或住院治疗，拟慢性阻塞性肺疾病急性加重期、慢性肺源性心脏病诊治，用抗生素、利尿化痰等药治疗后症状可缓解。因自觉上症频繁发作，住院次数增多，平均 3～4 个月住院一次，严重影响生活质量，故求中医治疗。既往有慢性支气管炎病史 25 年，高血压病史 5 年。

刻诊：精神疲倦，面色㿠白，胸部膨满，憋闷如塞，活动后气喘，咳嗽，痰稠难咳，声低懒言，乏力，双下肢浮肿，舌淡暗，苔黄厚腻，脉涩细数。

诊断：肺胀——阳虚水泛，痰热阻络证。

治则：益气温阳利水，助以清热化痰、活血通络。自拟方 7 剂，每日 1 剂，水煎服，中药如下：

黄芪 30g	党参 30g	桂枝 15g	茯苓 30g
白术 10g	泽兰 10g	赤芍 30g	丹参 30g
益母草 30g	猪苓 15g	黄芩 15g	桔梗 10g
牡蛎 30g	半夏 10g	丝瓜络 10g	甘草 10g
鱼腥草 30g	苦杏仁 10g		

二诊：2019 年 9 月 12 日。

刻诊：精神较饱满，声音较洪亮，咳嗽、气喘、乏力好转，双下肢无水肿，偶咳，痰少，舌淡红苔腻，脉细涩。

治疗：效不更方，7 剂，每日 1 剂，水煎服，嘱咐其避风寒，慎起居，饮食清淡富营养。

疗效：大半年来每月服上方 7 剂，病情平稳，生活起居自理，不需住院治疗。

按语：患者年迈体衰，肺胀日久，阳气虚衰，故见精神疲倦，面色㿠白，声低懒言、气喘、乏力等症；阳虚水泛，膀胱气化不利，可出现下肢水肿；咳嗽、痰白稠难咯、舌淡暗、苔黄厚腻、脉滑，乃痰热内阻，经脉不利，肺气上逆，宣降失职。方中黄芪、党参益气健脾，茯苓、桂枝、白术、丹参、赤芍、泽兰、益母草、猪苓温阳活血利水，黄芩、桔梗、牡蛎、半夏、丝瓜络、甘草、鱼腥草、苦杏仁清热化痰平喘，诸药合用扶正祛邪，共奏益气温阳利水、清热化痰、活血通络之功。

11. 心悸、喘证、鼓胀、左下肢疮疡——阳气虚衰，瘀毒互结证

杨某，男，46 岁，入院日期：2003 年 3 月 28 日。

主诉：反复心悸、气促 18 年，伴腹大胀满、双下肢浮肿 2 年，加重 1 月。

病史：患者 18 年来反复心悸、气促，活动后加重，一直未坚持规范治疗，2001 年 1 月因上症加重并伴腹部

胀满、下肢浮肿，第一次到本院住院治疗，诊断为"风湿性心脏病并房颤、心衰、心源性肝硬化"，经强心、利尿等对症治疗后，上症缓解出院，此后间断服用速尿片、地高辛片等药物，上症反复，近1个月因上症加重伴发左下肢外踝关节上皮肤溃烂疼痛，于2003年3月28日前来就诊，要求入院治疗。

刻诊：消瘦、乏力、心悸、气促，活动加重，目黄、身黄如烟熏，肌肤甲错，腹部鼓胀、双下肢浮肿，左下肢皮肤破损见脓性分泌物，局部红肿热痛，胃纳呆，睡眠不佳，小便黄，舌淡暗，苔黄厚腻，脉涩细促。

诊断：心悸、喘证、水肿、鼓胀、左下肢疮疡——阳气虚衰，瘀毒互结证。

治则：益气温阳，活血利水。

治疗：西医抗感染、利尿等对症治疗，中医用针剂参附注射液、丹参针作基础治疗，配合五皮饮加减以温阳活血利水，3剂，每日1剂，水煎服，方药如下：

茯苓皮30g	大腹皮30g	桑白皮20g	猪苓20g
厚朴10g	陈皮6g	生姜15g	白术10g
赤芍15g	砂仁5g		

二诊：2003年5月19日。

刻诊：心悸、气促、下肢浮肿稍减轻，尿量略有增多，但腰以下仍明显浮肿，双下肢膝关节以下按之凹陷不易恢复，左下肢皮损渗液减少，面色晦暗，肌肤甲错，胃脘胀闷，舌淡暗，苔白腻，脉细涩。

治疗：继续益气温阳，活血利水，拟中药 3 剂，每日 1 剂，水煎服，改方如下：

党参 30g	黄芪 30g	枳实 15g	厚朴 15g
桃仁 10g	红花 10g	水蛭 15g	田七 5g
川芎 15g	猪苓 15g	车前子 15g	葶苈子 10g

疗效：改方服 1 剂后，尿量显著增多，下肢肿胀明显消退，减少西药利尿剂用量，3 剂后，心悸、气促、腹胀、下肢水肿基本缓解，可平卧，左下肢溃疡渗液明显减少，大部分创面已结痂。

按语：本患者因疾病迁延日久，元气大伤、心气亏虚、心阳不振，则见胸闷、心悸、气促，久病及肾，肾不纳气，则喘促不能平卧。气虚温煦推动无力，则水湿浸渍，可见肢体浮肿、气虚血瘀，同时水湿内停，气机不畅，加重脉络痹阻，可见面色晦暗、肌肤甲错、鼓胀、舌暗脉结，瘀滞日久，甚至血败肉腐导致下肢皮肤溃破成脓疡。另外气机不畅，肝失疏泄，胆汁不循常道，外溢发黄，则见目黄、身黄，肝病及脾，脾失健运，气血生化乏源，则消瘦、胃纳呆。故治疗上以益气温阳活血，行气利水为法，首方用五皮饮加减，因活血、行气药较少，疏理经脉药力不够，故尿量较少。后方加大活血行气药，党参、黄芪益气温阳，桃仁、红花、水蛭、田七、川芎活血祛瘀，疏理脉道，葶苈子、猪苓、车前子加强利水之功，枳实、厚朴行气消滞，诸药合用共奏益气温阳活血、行气利水之功，临床见尿量明显增多后，诸症明显改善。另外本证是中西医结合治疗，已有西医抗生素清除热毒，中医就没用清热解毒的中药，防止重伤阳气加重病情，所以中西医各有所长，可互补增效。

12. 心悸——气虚，痰瘀阻络证

张某，男，65 岁，初诊日期：2015 年 5 月 15 日。

主诉：心悸 5 年，加重 1 周。

病史：患者近 5 年每逢劳累则易感心悸、心慌，持续 20～30 分钟，可自行缓解，曾在外院行动态心电图：频发室性早搏，偶见室速，曾予倍他乐克、曲美他嗪、胺碘酮等药物治疗，症状可缓解，但停药后即复发。外院建议患者行心电生理检查及射频消融术，患者拒绝。希望寻求中医治疗。

刻诊：神清，近 1 周自觉心悸较以往加重，每天发作 3～4 次，白天活动后明显，心悸气短，自觉有气上冲感，偶伴胸闷、呼吸不畅，目前仍服用西药控制病情，胃纳可，夜眠可，夜间无喘促，二便调，舌淡暗，苔白腻，脉细滑。

诊断：心悸——气虚，痰瘀阻络证。

治疗：拟瓜蒌薤白桂枝汤合丹参饮加减 5 剂，每日 1 剂，水煎服，可翻煎，每日 3 服。西药维持，中药如下：

瓜蒌皮 15g　　薤白 10g　　法夏 15g　　黄芪 15g

炙甘草 15g　　田七 10g　　桂枝 15g　　丹参 10g

檀香 10g　　　茯神 15g　　枳壳 10g

二诊：2015 年 5 月 23 日。

刻诊：心悸、心慌持续时间缩短，每天发作次数减少，约 2 次，发作时仍有气上冲感，无明显胸闷、呼吸不畅，近期口干咽干，胃纳可，夜眠可，夜间无喘促，大便硬，小便调，舌淡暗苔白，脉细微数。

治疗：拟桂枝加桂汤合丹参饮加减 10 剂，每日 1 剂，水煎服，可翻煎，每日 3 服。西药减半量执行。

瓜蒌皮 15g　　薤白 10g　　田七 10g　　檀香 10g

白芍 10g　　　太子参 30g　桂枝 20g　　丹参 10g

茯神 15g　　　陈皮 5g　　　炙甘草 15g

疗效：半个月后复诊，心悸基本消失，无胸闷、呼吸不畅感，舌淡稍暗红，苔薄白，脉细。嘱继续以上方服用 10 剂，并可渐将西药减量。目前定期每月随访，患者心悸偶有发作，但持续时间极短，能自行缓解，西药基本停用。

按语：患者确诊心律失常多年，西医考虑手术治疗，患者拒绝而寻求中医治疗。从症状及舌脉辨证可知，气虚为本，气虚致血液运行失畅，同时气虚无以运化水湿，积湿成痰化浊，痰瘀互结痹阻心胸，心阳不振，故现心悸。急则治标，以祛痰化瘀通络为主，以瓜蒌薤白桂枝汤为主方，宽胸散结，宣痹除痰，同以丹参饮之丹参、田七活血化瘀，并取炙甘草宁心止悸，桂甘并用，温通心阳之力宏，兼以黄芪、茯神益气健脾、宁心安神，治本为辅，益气健脾之余必配以行气药以防益气之品滋腻脾胃，枳壳行气宣通上下，檀香芳香通心窍，化湿除秽浊，全方共奏宣痹通络，宁心止悸之效。首方 5 剂后，心悸症状明显减轻，发作频率减少，只是口干咽干、大便干结，有伤阴之候，考虑首剂法夏、瓜蒌皮、枳壳等药燥湿行气力度稍大，故以桂枝加桂汤为主方，去法夏、枳壳、黄芪温燥之品，加大桂枝用量，以加强温阳止悸、平冲降逆之效，加太子参、白芍益气养阴，炙甘草继续宁心止悸，全方既能维持温阳宣痹，宁心止悸原效，又能制约温燥伤阴之弊。

13. 胃痛——肝郁脾虚证

陈某，女，45 岁，初诊日期：2019 年 7 月 12 日。

主诉：反复胃脘胀痛 2 年。

病史：患者 2 年来反复胃脘胀痛，未系统诊治，有慢性胃炎病史。

刻诊：胃脘部胀痛，胸胁闷胀善太息，嗳气，胃纳呆，伴口干口苦，心烦失眠，二便调，舌淡有齿痕，苔薄白，脉弦。

诊断：胃痛——肝郁脾虚证。

治则：疏肝健脾，理气止痛。

治疗：拟柴胡疏肝散加减 7 剂，每日 1 剂，水煎服。嘱咐调情志，饮食有节，少吃酸辣、冰冻食品等，少饮酒，方药如下：

柴胡 15g	白芍 10g	香附 10g	川芎 10g
陈皮 5g	枳壳 10g	五灵脂 10g	法夏 10g
茯苓 15g	九香虫 10g	刺猬皮 10g	甘草 10g
蒲公英 15g			

二诊：2019 年 7 月 19 日。

刻诊：胃脘胀痛明显减轻，口干口苦感减少，仍善太息，心烦失眠，胃纳稍增，舌淡红，苔薄黄，脉弦滑。

治疗：守上方加减 7 剂，每日 1 剂，水煎服，中药如下：

柴胡 15g	白芍 10g	香附 10g	川芎 10g
陈皮 5g	枳壳 10g	五灵脂 10g	法夏 10g
茯苓 15g	栀子 10g	淡豆豉 10g	甘草 10g

疗效：1 个月后门诊随访，诸症缓解，平时注意饮食调护，至今未复发。

按语：患者平素情志不调，肝气郁结，横逆犯脾，胃失和降，可见胃脘、胸胁胀闷、胀痛，胃纳呆，嗳气，善太息，用柴胡疏肝散加减疏肝理脾，行气活血止痛初奏其效，复诊因仍口干口苦、心烦失眠、舌淡红、苔薄黄、脉弦滑，考虑有肝郁化火趋势，后方把清肝泻火的蒲公英改为栀子豉汤清心除烦，疏解肝热，郁热得舒而获良效。

14. 胃痛——阳虚血瘀证

黄某，女，76 岁，初诊日期：2020 年 2 月 15 日。

主诉：反复胃脘胀闷、隐痛 3 年。

病史：患者近 3 年来反复出现胃脘胀闷、隐痛，固定不移，喜温喜按，不耐饥饱，时嗳气，泛吐清水，伴大便溏薄，每日解大便 3～4 次，便质先硬后稀烂，近两年来明显消瘦。外院胃镜示：胃蠕动功能差，肠镜见小息肉已钳除。外院诊断：糖尿病胃轻瘫。既往有 2 型糖尿病史 10 余年，目前用胰岛素规范治疗，血糖控制理想。

刻诊：神清，疲倦，消瘦，上腹胃脘痞满、隐痛，固定不移，喜温喜按，进食稍多即嗳气、泛酸，便溏，舌淡暗胖，苔黄白微腻，脉细弱。

诊断：胃痛——阳虚血瘀证。

治则：温中健脾，升阳举陷，活血止痛。

治疗：拟理中汤、补中益气汤加减 7 剂，每日 1 剂，水煎服，另嘱胰岛素继续规范使用，嘱其饥饱适度，进食易消化的食物，如鱼肉、鸡蛋等保证营养。中药如下：

红参10g^{另兑}	干姜10g	白术10g	甘草5g
黄芪15g	柴胡6g	当归10g	陈皮10g
升麻6g	枳实15g	乌药10g	半夏10g

二诊：2020年2月22日。

刻诊：上腹痞满、隐痛好转，胃纳增，嗳气、泛酸减少，便软，稍口干。

治疗：守上方加减7剂，每日1剂，水煎服。汤药如下：

红参10g^{另兑}	干姜10g	白术10g	甘草5g
黄芪15g	柴胡6g	当归10g	陈皮10g
升麻6g	枳实15g	乌药10g	半夏10g
黄连5g			

疗效：患者先后服药近2个月，注意配合节制饮食，停药1个月后，病情稳定无不适。

按语：患者因上腹胃脘痞满、隐痛就诊，中医可诊断为"胃痛"，伴有疼痛固定不移，喜温喜按，进食稍多即嗳气、泛酸，便溏。结合舌脉乃阳虚血瘀之象。故首诊用理中汤、补中益气汤加减温阳健中，升阳举陷，活血定痛，取得满意疗效，因首方药物较温燥，所以二诊加少量黄连以清热燥湿，以防药物化热伤津，不利机体阴阳平衡，妨碍疾病康复。

15. 呃逆——气机郁滞，胃气上逆证

陈某，男，42岁，初诊日期：2009年3月21日。

主诉：反复喉间呃逆有声10天。

病史：10天前突发呃逆，用过中药（不详）、针灸、穴位注射、安定等治疗方法均未效，今前来求治。

刻诊：呃逆频作，声短而频，呃声有力，睡眠一般，胃纳可，二便通调，舌淡红，脉弦。

诊断：呃逆——气机郁滞，胃气上逆证。

治则：顺气降逆。

治疗：拟四逆散合旋覆代赭汤化裁3剂，每日1剂，水煎服。

柴胡10g	白芍30g	郁金10g	枳壳10g
旋覆花10g	延胡30g	代赭石30g	龙骨30g
牡蛎30g	磁石30g	茯苓15g	甘草5g

疗效：1周后随访，诉2剂中药后诸症缓解。

按语：呃逆病机主要是气机阻滞，胃气上逆动膈而成。方药：用柴胡、白芍、郁金、枳壳、旋覆花、延胡疏肝理气，配合代赭石、龙骨、牡蛎、磁石、茯苓重镇降逆，健脾和胃，加甘草调和诸药，诸药合用共奏顺气降逆之功。用本方加减治疗呃逆已多年，经常是一剂起效，两剂止病，三剂巩固疗效，不分寒热病机，几乎屡

试屡爽。

16. 痞满——气阴不足，积食内阻证

李某，女，78 岁，初诊日期：2019 年 10 月 14 日。

主诉：反复脘腹痞胀 1 年，加重伴胃纳呆 2 天。

病史：患者 1 年前因上腹胃脘部胀痛行胃镜检查提示慢性胃炎，一直间断服用制酸、胃动力西药治疗，上症反复，两天前进食不节，脘腹痞闷加重，嗳气，胃纳呆，口干，大便难排，前来就诊。

刻诊：神疲、口干、脘腹痞胀，左下腹扪及条索物，胃纳呆，时嗳气，大便干硬三日未排，舌暗红，苔少，脉细数。

诊断：痞满——气阴不足，积食内阻证。

治则：益气养阴，通脏消积。

治疗：拟生脉散合增液承气汤加减化裁 3 剂，每日 1 剂，水煎服，嘱其饮食清淡，忌辛辣厚味之品，饥饱有度。方药如下：

党参30g	麦冬20g	枳实30g	厚朴30g
玄参10g	五灵脂10g	莱菔子10g	乌药10g
甘草10g			

二诊：2019 年 10 月 17 日。

刻诊：神清气爽，声音较洪亮，脘腹痞闷减轻，胃纳增，仍口干，大便干，苔少。守前方，莱菔子加至

20g，3 剂，水煎服。

疗效：2 周后随访，吃了 6 剂中药诸症缓解，胃纳增。

按语：痞满的基本病机是中焦气机不利，脾胃升降失宜。患者年迈体虚，脾虚不运，气机不畅。用生脉散益气养阴，用增液承气汤配合莱菔子、乌药、五灵脂加强行气消积、润肠通便之功效。嘱患者饮食清淡，多吃鱼类、蛋类等容易消化的食品，少吃鸡鸭鹅肉、玉米、坚果等难消化的食品，忌辛辣生冷食品以防复发。

17. 痞满——脾胃虚寒证

梁某，女，58 岁，初诊日期：2019 年 2 月 20 日。

主诉：胃脘痞满，呕逆，吞酸，大便溏薄月余。

病史：患者今年 1 月初回湖南老家，受寒饮冷后，胃脘痞满，胀闷，口淡无味，不欲饮食，畏风，哺时潮热自汗。曾自服藿香正气水、保济丸、兰索拉唑片，上述症状无明显好转，伴四肢不温，影响正常工作。

刻诊：神疲乏力，面色㿠白，胃脘痞满，胀闷不欲饮食，时有吞酸吐腐，畏风，潮热自汗，口淡无味，喜喝温水，舌淡苔白嫩，左关滑细尺沉，右关弦滑尺沉。

诊断：痞满——脾胃虚寒证。

治疗：拟四君子汤合桂枝汤加减 5 剂，每日 1 剂，水煎服。避寒保暖，饮食有节，忌生冷饮食，少吃辣椒，不喝酒，畅情志。方药如下：

太子参 10g	白术 15g	炙甘草 10g	茯苓 15g
桂枝 15g	白芍 15g	大枣 10g	淮山 10g
砂仁 10g^{后下}	木香 10g	干姜 10g	

二诊：2019 年 2 月 26 日。

刻诊：畏风、潮热自汗已解，胃脘痞闷明显好转，但吞酸，咽干口微苦，舌淡苔白黄微腻，左关滑数。有慢性咽炎史。

治疗：拟半夏泻心汤合平胃散加减 5 剂，每日 1 剂，水煎服，方药如下：

姜半夏 15g	干姜 5g	太子参 15g	黄芩 10g
黄连 5g	大枣 10g	砂仁 10g	炙甘草 10g
木香 10g	厚朴 10g	苍术 10g	陈皮 6g

三诊：2019 年 3 月 3 日。

刻诊：胃脘轻松，痞满消失，胃纳渐增，口苦消除，仍有轻微口淡，肢乏，面色泛白，大便溏薄，小便清长，舌胖边有齿痕，苔薄白微腻，左关细滑尺沉，右关滑微数尺沉有力。

治疗：拟陈夏四君子汤加减 5 剂，每日 1 剂，水煎服，方药如下：

姜半夏 10g	干姜 3g	太子参 30g	白术 15g
茯苓 15g	大枣 10g	炙甘草 10g	砂仁 10g^{后下}

木香 10g　　　陈皮 6g　　　石斛 15g

疗效：2 月后电话随访，诸症缓解，嘱其继续注意饮食调护。

按语：湖南当地居民饮食几乎无辣不欢，正所谓一方水土养一方人，周师认为：该地出生的居民体质偏寒，又逢隆冬腊月，该患者受寒饮冷，出现营卫不和、中土虚寒相关证候，首诊用四君子汤合桂枝汤健脾温中，调和营卫获效，但回广州后，水质气候有变，岭南水土多湿热，所以温中健脾药久服会化热伤阴，用半夏泻心汤合平胃散寒热平调、和胃消痞，最后以陈夏四君子汤以善其后。本例遣方用药因人、因地、因时制宜，切中病机，效如桴鼓。

18. 腹泻——湿热下注证

任某，男，34 岁，初诊日期：2019 年 7 月 12 日。

主诉：腹痛腹泻 2 天。

病史：患者 2 天前因进食烧烤和冷饮出现腹泻，自服藿香正气丸未能缓解，求治。

刻诊：腹泻，泻下如注，大便臭秽伴有黏液，腹痛，发热，伴有恶心干呕，小便可。舌红苔黄腻，脉滑数。

诊断：腹泻——湿热下注证。

治则：清利湿热。

治疗：拟葛根芩连汤加减 3 剂，每日 1 剂，水煎服。

嘱其饮食清淡，忌油腻、冰凉食品。方药如下：

葛根 30g	黄芩 10g	黄连 10g	藿香 15g
炙甘草 10g	紫苏梗 15g	生姜 10g	茯苓 10g
白术 10g	佩兰 10g	法夏 10g	

疗效：3 剂后腹泻止，诸症缓解。

按语：患者进食油腻生冷后，脾胃被湿热所伤，升降失调，暴利下注，故予以葛根芩连汤清利湿热，逆流挽舟而愈。

19. 泄泻——脾虚湿困证

劳某，男，67 岁，初诊日期：2020 年 2 月 6 日。

主诉：大便稀烂 10 余年。

病史：患者 10 余年来无诱因出现大便次数增多，每天解大便 3 ~ 4 次，便质稀烂呈蛋花状，偶有里急后重感，尤以进食后排便明显，无腹胀腹痛，无明显消瘦，无呕恶返酸。外院胃肠镜未见明显异常。平素性格沉默少言，忧思郁怒。多年前曾确诊抑郁症，长期服用奥氮平治疗。夜眠差，胃纳不香，小便频时有艰涩感。

刻诊：神疲乏力，近日大便次数约 5 次/天，大便溏薄，无里急后重，进食后腹胀排矢气，舌淡胖，苔白微腻，脉沉细。

诊断：泄泻——脾虚湿困证。

治则：益气健脾化湿。

治疗：拟方参苓白术散加减 5 剂，每日 1 剂，水煎服。另嘱奥氮平继续原量服用，方药如下：

党参 15g　　茯苓 15g　　白术 10g　　扁豆 10g

陈皮 6g　　淮山 10g　　砂仁 6g　　薏仁 10g

炙甘草 6g　　莲子肉 10g　　五味子 10g

二诊：2020 年 2 月 13 日。

刻诊：泄泻减少，忧思郁怒，闷闷不乐，神疲乏力，舌淡胖苔薄白，脉细弦。

治疗：拟补中益气汤合柴胡疏肝散加减 10 剂，每日 1 剂，水煎服。嘱患者减少西药用量，方药如下：

党参 15g　　黄芪 15g　　白术 10g　　扁豆 10g

陈皮 6g　　升麻 10g　　砂仁 6g　　柴胡 10g

川芎 5g　　香附 10g　　炙甘草 6g　　枳壳 10g

白芍 10g

疗效：经过一个多月中药调理，患者大便次数减至每日 1~2 次，质软。目前坚持服用补中益气丸、加味逍遥丸，病情稳定，西药维持半量治疗。

按语：根据舌脉症候辨证为脾虚泄泻证。患者长期泄泻、纳食不香、腹胀矢气，均属脾虚泄泻证，方中党参、白术健脾益气，茯苓、扁豆、薏仁利水渗湿，莲子肉、五味子涩肠止泄，淮山善补脾阴，以阴中求阳助温脾阳，砂仁和胃畅中。全方共达健脾和胃、渗湿止泻之功。另患者长期处于抑郁症服药状态，忧思伤脾，木胜克脾土，所以二诊用补中益气汤合柴胡疏肝散加减，共奏健脾疏肝、止泻升阳之功效，切中病机，临床疗效较为满意。

20. 疟疾——疟伏少阳证

李某，男，28岁，初诊日期：2002年6月14日。

主诉：反复恶寒发热4天。

病史：患者4天前因恶寒发热交替发作，服过感冒药无效入院。当地有疟疾流行史。

刻诊：神疲乏力，下午3点定时出现寒战鼓颔，寒罢高热，口渴引饮，每日发作1次。偏身汗出，热退身凉，大便干结，舌红苔黄腻，脉弦。

诊断：疟疾——疟伏于少阳证。

治则：祛邪截疟，和解表里。

治疗：拟青蒿加小柴胡汤、白虎人参汤化裁2剂，水煎服。其中青蒿80g加水煎取200mL，下午1时先口服100mL，余下兑入其他中药于下午2时口服约250mL。

青蒿80g^{另煎}	柴胡30g	黄芩20g	半夏20g
太子参30g	石膏30g	知母30g	茯苓20g
甘草10g			

疗效：1剂后次日无恶寒发热等不适，要求带药出院。

按语：疟疾发热应与风温、淋证等发热鉴别。三者均见寒战发热，风温多伴咳嗽气急、胸痛等肺系症状，淋证多伴小便频急、滴沥刺痛，腰部酸胀疼痛。疟疾临床表现以发热恶寒休作有时为特点。治疗疟疾以祛邪截疟为基本原则，故重用青蒿，并根据其发病时间特点提早口服青蒿汤药阻断病势进展，因见恶寒发热少阳症，发热、汗出、便干阳明症，少阳阳明合病，用小柴胡汤、白虎人参汤和解清里，1 剂见效，效如桴鼓。

21. 黄疸——湿热蕴结证

陈某，女，68 岁，初诊日期：2019 年 6 月 18 日。

主诉：目黄、小便黄 2 个月。

病史：患者 2 个月前自服保健品后出现身目黄染，小便深黄，伴疲倦乏力，曾到肝病医院求治，行一系列检查无法明确病因，期间予护肝抗感染激素冲击治疗后病情有所改善，转氨酶等各项指标明显回落（谷丙转氨酶、谷草转氨酶由 1000 多降至 200 多，胆红素由 500 多降至 100 左右），身目黄染减轻，后因患者拒绝肝穿刺签字出院。现要求中药调理护肝治疗。

刻诊：神疲乏力，消瘦，身目轻度黄染，右胁肋部进食后出现胀满感，胃纳欠佳，口干多饮，时有烦躁，小便欠畅色深黄，夜眠差，大便正常，舌红，苔黄白微腻，脉弦。

诊断：黄疸（阳黄）——湿热蕴结证。

治则：清热利湿退黄。

治疗：拟茵陈蒿汤加减 7 剂，每日 1 剂，水煎服，嘱其调情志，忌过度劳作，适当休息，饮食清淡，方药如下：

茵陈 15g	栀子 10g	大黄 10g	丹参 10g
薏仁 15g	泽泻 10g	茯苓 10g	白术 10g
桂枝 10g	太子参 15g	甘草 5g	

二诊：2019 年 6 月 28 日。

刻诊：疲倦乏力、目黄、右胁肋部饱胀感均有减轻，小便清黄，口干，夜眠欠佳，胃纳增，舌尖红，苔黄薄白，脉弦滑。

治疗：拟茵陈蒿汤合六君子汤加减 7 剂，每日 1 剂，水煎服，方药如下：

茵陈 15g	栀子 10g	大黄 10g	法夏 10g
当归 10g	丹参 10g	茯苓 10g	白术 10g
陈皮 10g	太子参 15g	甘草 5g	黄芪 15g

疗效：患者服上药 2 周后，大黄适当减量继续守方治疗 2 周，2 个月后患者复诊，复查转氨酶等各项肝功能指标均回落至正常范围内，患者上述症状基本消失。

按语：患者因进食不节，内伤湿热之邪，湿热熏蒸肝胆，肝失疏泄，胆汁不循常道，外溢肌肤，则见身黄、目黄，湿热下注可见小便黄，肝病及脾，脾虚，运化失职，气血生发乏源，故神疲乏力、胃纳呆。以茵陈、栀子清热利湿，大黄泻热退黄，使体内湿热之邪从二便分消而解；见肝之病，知肝传脾，当先实脾，配以薏仁、泽泻、茯苓、白术、桂枝、太子参、甘草加强健脾去湿的功效。另以丹参清热凉血，活血养血，使肝血得养健旺，疏泄有度。复诊时患者仍诉夜眠欠佳，余症减轻，可继续茵陈蒿汤合六君子汤清热利湿，健运脾胃，使气血生化得源。同时加以当归养血柔肝，故患者症状明显改善。

22. 石淋——湿热蕴结证

李某，男，62 岁，初诊日期：2013 年 2 月 14 日。

主诉：突发右侧腰腹绞痛半天。

病史：患者突发右侧腰腹绞痛半天就诊，B 超提示：右肾结石，少量积液。先后用过解痉 654-2 针、杜冷丁，症状无明显缓解，求中医治疗。

刻诊：表情痛苦，面色青，右侧腰腹绞痛难忍，腰腹拒按，疼痛牵涉到胯沟，恶心欲吐，尿中带血，舌红，苔黄腻，脉弦滑。

诊断：石淋（腰痛）——湿热蕴结证。

治则：清热利湿，行气止痛。

治疗：拟三金散合小承气汤加减化裁 3 剂，每日 1

剂，水煎服。嘱咐其平时多喝水，少吃辛辣厚味之品。
方药如下：

金钱草 30g	海金沙 20g	鸡内金 10g	黄柏 20g
枳实 30g	厚朴 30g	延胡 30g	泽泻 20g
大黄 10g	茅根 30g	车前草 15g	乌药 10g
甘草 10g			

疗效：1 周后随访，服 1 剂中药后腰腹痛缓解，3 剂后复查 B 超积水也消失。

按语：石淋一般表现为尿涩、尿痛、尿有砂石，但临床以突发腰腹绞痛为首发症状者也不少见，毕竟砂石源于肾脏，而腰为肾之府，另外 B 超提示：肾结石，少量积液，所以诊断为石淋证。患者舌苔脉象提示湿热蕴结，因湿热下注，气机阻滞，不通则痛，出现腰腹疼痛难忍，热灼脉络，可见尿血。所以治疗上用金钱草、海金沙、鸡内金、黄柏、泽泻、大黄、茅根、车前草清热利湿；用枳实、厚朴、延胡、乌药行气止痛，切中病机，效如桴鼓。该病易反复发作，叮嘱其平素饮食清淡，多喝水，防止湿热久蕴，尿液煎熬成石，并定期复查 B 超防止砂石堵塞尿道，损伤肾脏。

23. 劳淋——中气下陷，湿热留恋证

张某，女，50 岁，初诊日期：2019 年 1 月 9 日。

主诉：尿频、尿急 10 余年，加重 3 天。

病史：患者十多年来反复尿频、尿急，时有赤涩，溺痛不甚，曾多次到多家医院门诊及住院治疗，行相关检查均未见明显异常，反复使用静脉及口服抗生素治疗，效果不佳。近3天劳累后尿频、尿急症状进一步加重，以夜间明显，每隔30分钟即有尿意，小便色清，量少，伴下腹胀坠感，影响睡眠，今来我院行尿常规、泌尿系彩超、空腹血糖检查均未见异常。

刻诊：神疲，面色苍白，少气懒言，口干，稍口苦，尿频涩滞，余沥难尽，下腹胀坠，大便稀烂，夜眠差，舌淡舌尖红，有齿印，苔薄黄腻，脉细无力。

诊断：劳淋——中气下陷，湿热留恋证。

治疗：中药用补中益气丸合四妙散加减，5剂，每日1剂，水煎服，嘱其劳逸结合，增强体质。少吃煎炸辛辣之品，适当喝水。方药如下：

党参 15g	黄芪 15g	白术 15g	当归 10g
陈皮 6g	升麻 6g	茯苓 15g	炙甘草 10g
黄柏 10g	苍术 10g	薏米 10g	牛膝 10g

二诊：2019年1月16日。

刻诊：诉尿频、尿急症状明显减轻，疲倦感减轻，夜眠改善，但稍口干，舌尖红苔薄白，脉细微数。

治疗：上方加乌梅养阴固涩，5剂，每日1剂，水煎服。

疗效：1个月后电话回访，患者诉尿频、尿急症状基本消失，生活如常。

按语：此例患者十多年来反复尿频、尿急，时有赤涩，溺痛不甚，西医规范治疗无效，未发现器质性病变，劳累后诸症加重，当属劳淋范畴。患者病情日久损伤正气，加上常用抗生素治疗导致中阳不振、中气下陷，临床可见神疲，面色苍白，少气懒言，小便滞涩、淋漓难尽，下腹胀坠，脉细无力，遇劳加重；同时中阳不振，运化失常，水湿内生，可见便溏、舌淡、边有齿印、苔腻；湿郁化热伤津，则见小便滞涩、口干口苦、舌苔黄等。所以治疗上用补中益气汤升阳举陷，配合四妙散化湿清退余热。复诊时因口干明显，加用乌梅收敛相火、生津固涩，防止补益过度生热生燥，再服 5 剂，诸症尽消。

24. 癃闭——湿瘀化热证

李某，男，58 岁，初诊日期：2015 年 1 月 14 日。

主诉：反复尿频 1 年余。

病史：患者 1 年来反复尿频，每次尿量不多，夜尿 4~5 次/晚，影响睡眠，平素应酬多，有前列腺增生史。

刻诊：口干口苦，尿黄短赤，夜尿次数多，4~5 次/晚，尿量每次不多，睡眠不好，便溏，舌暗红，苔黄厚腻，脉滑。

诊断：癃闭——湿瘀化热证。

治则：清热利湿，活血化瘀。

治疗：拟四妙散加减化裁 6 剂，每日 1 剂，水煎服。

黄柏 30g	苍术 10g	薏米 30g	牛膝 10g
金钱草 30g	芦根 30g	桃仁 10g	益母草 30g
泽兰 10g	三棱 10g	莪术 10g	红花 10g

二诊：2015 年 1 月 20 日。

刻诊：夜尿日渐减少，夜尿减到 2～3 次/日，睡眠改善，大便软成条，舌暗红，苔黄微腻，脉滑。

治疗：效不更方，守方 7 剂，每日 1 剂，水煎服。嘱其戒烟酒、饮食清淡。

疗效：1 个月后，诸症明显缓解，夜尿 1～2 次/晚，继续饮食调护。

按语：患者排尿不畅，病势较缓者称为癃，如小便点滴不通，病势较急者称为闭。癃闭都是排尿困难，二者只是程度上有差别，因此多合称癃闭。患者平素应酬多，过食肥甘厚腻之品，湿热下注膀胱，久病入络，经脉瘀堵，膀胱气化不利，引起排尿不爽，尿意频频。周师认为前列腺增生患者多有瘀血内阻，此类患者的尿频，治疗上多以活血祛瘀之法贯穿始终，并结合四诊资料看是否兼夹湿热、气虚、阳虚等病机，遣方用药上适当加减化裁，一般临床都有较好疗效。

25. 眩晕——痰浊蒙窍证

周某，男，49 岁，初诊日期：2019 年 3 月 18 日。

主诉：反复头重、头晕 3 年，再发 1 周。

病史：患者近 3 年无诱因时发头晕，头重如裹，视物摇晃，颈项酸胀，入睡后时有手麻，腹胀，嗳气，自汗，曾在外院门诊考虑颈椎病，予局部中药理疗，配合牵引，但效果不理想，近日频繁加班后再发头晕，程度更甚，伴恶心胸闷，天旋地转，口吐白色痰涎，纳眠差，小便可，大便溏薄。平日喜食肥甘厚腻之品，饮食不节。

刻诊：肥胖，神疲乏力，面色㿠白，头晕，颈项酸胀，左手指稍麻，视物摇晃，畏风，易汗出，口淡无味，喜喝温水，舌淡苔白嫩，左关滑尺稍沉，右关弦滑尺沉。

诊断：眩晕——痰浊蒙窍证。

治则：健脾化痰，降浊通络开窍。

治疗：拟半夏白术天麻汤合葛根汤加减 5 剂，每日 1 剂，水煎服，嘱其少低头玩手机或看电脑，避寒保暖，清淡饮食，调畅情志。方药如下：

姜半夏 15g	白术 15g	炙甘草 10g	茯苓 30g
天麻 15g	葛根 15g	桂枝 10g	白芍 10g
川芎 10g	陈皮 10g	生姜 10g	

二诊：2019 年 3 月 25 日。

刻诊：眩晕明显减轻，但仍偶有视物摇晃，疲怠，自汗，胃纳仍差，便溏，舌淡胖苔白，脉仍滑细。

治疗：拟陈夏六君子汤合桂枝汤加减 7 剂，每日 1 剂，水煎服，嘱其去枕平卧，多抬头挺胸，避寒保暖，保护颈椎。方药如下：

陈皮 10g	法半夏 12g	白术 15g	炙甘草 10g
茯苓 20g	红参 10g	五爪龙 15g	桂枝 15g
白芍 10g	川芎 10g	陈皮 10g	生姜 10g

疗效：1 个月后，诸症缓解，无不适。嘱其继续注意保护颈椎，避免长时间低头。

按语：周师认为，因手机、电脑的普及，颈椎病是常见病，而临床又多以头晕、胸闷或手指麻痹来诊。若是颈椎病引起头晕、胸闷等诸症，必须叮嘱患者日常学习、工作注意保护颈椎，否则单纯吃药，疗效不稳定，症状易反复。本例患者形体肥胖，痰湿较重，痰湿上蒙清窍导致眩晕，首诊应用半夏白术天麻汤合葛根汤加减，方中半夏燥湿化痰，意在治痰。《脾胃论》谓："足太阴痰厥头痛，非半夏不能疗，眼黑头眩，虚风内作，非天麻不能除。"方中半夏、天麻相配，共成化痰息风之效，为治风痰眩晕之要药，白术性温，味苦甘，具健脾燥湿之能，治生痰之本，与半夏、天麻配伍，标本同治，健脾祛湿化痰，共奏止眩之功，加用葛根桂枝汤、川芎等，舒筋通络，化风解肌。全方共达健脾祛湿、化痰通络宣窍之功效。二诊胃纳仍差、便溏、舌淡胖苔白、脉仍滑细，乃寒湿未除，中焦虚寒较甚，葛根、天麻偏寒凉不宜再用，改用陈夏六君子汤合桂枝汤加减，以温中健脾、燥湿化痰，堵生痰之源，促进机体尽快康复。

26. 腰痛——肾阴亏虚证

黄某，男，30 岁，初诊日期：2019 年 8 月 6 日。

主诉：腰膝酸软 6 月。

病史：患者半年前失恋后，情绪低落，借烟酒消愁，夜间时有手淫，日久渐觉腰膝酸软，疲倦乏力，精神恍惚，烦躁易怒，口干咽干，小便清长，大便干结，胃纳差，夜眠偶有遗精，前来求诊。

刻诊：神疲乏力，精神萎靡，口苦咽干，腰膝酸软无力，五心烦热，动则汗出，纳眠欠佳，舌干红，苔薄白，脉细。

诊断：腰痛——肾阴亏虚证。

治则：滋阴补肾。

治疗：拟知柏地黄丸加减 5 剂，每日 1 剂，水煎服。

熟地 20g	山茱萸 10g	淮山 10g	茯苓 10g
丹皮 10g	泽泻 10g	知母 10g	黄柏 10g
牛膝 10g	杜仲 10g	寄生 15g	党参 15g

二诊：2019 年 8 月 13 日。

刻诊：腰酸软感减轻，烦热感明显减少，夜间无遗精，仍感疲倦乏力，口干口苦，大便稀烂，舌红苔薄白，脉细微数。

治疗：拟知柏地黄丸合四君子汤加减 7 剂，每日 1 剂，水煎服。

熟地 20g	山茱萸 10g	淮山 10g	茯苓 10g
丹皮 10g	泽泻 10g	知母 10g	黄柏 10g
白术 30g	炙甘草 10g	扁豆 15g	党参 15g

疗效：1 个月后随访，患者诉症状基本消失，生活恢复正常。

按语：患者属情志不畅兼生活方式不良致病，失恋致情志不舒，肝郁气滞，同时兼嗜烟好酒、手淫熬夜，均导致阴精内耗，虚火上扰，肾阴不足，治则滋阴降火，故首剂选用知柏地黄丸加减，效佳，但患者仍疲倦乏力、口干便稀，知其虚火耗气，脾虚失运，气阴不足兼湿，故二诊选用知柏地黄丸合四君子汤加减益气健脾、滋阴补肾，此后患者症状日渐改善，最后仍以六味地黄丸为主方滋阴固肾，兼四君子汤健脾和胃，脾胃为气血精气生化之源，后天之本，脾胃健运，生源充足，损耗之阴精才能渐获回生。因此六味合四君，终治此病。

27. 痹证——血虚热痹证

郑某，女，64 岁，初诊日期：2019 年 10 月 20 日。

主诉：关节酸痛 10 余年。

病史：患者诉停经后渐觉全身关节酸胀麻痛 10 余年，服过钙片、六味地黄丸，疗效不明显。

刻诊：神疲肢倦，语声急亢，全身关节胀痛，腰膝酸软，肢端麻痹，动则加重，口干口苦，咽干，爪甲不荣，纳眠差，胃纳欠佳，大便干硬，小便调，舌体瘦小，舌质淡红，少苔，脉细弦。平素嗜食酸辣。

诊断：痹证——血虚热痹证。

治则：滋阴养血，宣痹止痛。

治疗：拟黄芪桂枝五物汤加减 5 剂，每日 1 剂，水煎服，嘱咐适当户外运动，继续补充钙剂以强筋壮骨，饮食清淡。方药如下：

黄芪 30g	桂枝 10g	白芍 10g	炙甘草 5g
大枣 10g	桑枝 15g	伸筋草 15g	牛膝 10g
知母 10g	黄柏 10g	当归 10g	葛根 15g
枳壳 10g	通草 10g		

二诊：2019 年 10 月 27 日。

刻诊：关节酸胀麻痹感减轻，仍夜眠差，口干，爪甲不荣，胃纳欠佳，大便通畅，小便调。舌尖红瘦小，苔稍增，薄白，脉细。

治疗：上方加减 7 剂，每日 1 剂，水煎服。方药如下：

黄芪 30g	桂枝 10g	白芍 10g	炙甘草 5g

大枣 10g	桑枝 15g	木香 5g	砂仁 5g
白术 10g	太子参 10g	当归 10g	葛根 15g
枳壳 10g	通草 10g		

疗效：一周后电话回访，患者诉肢麻腰痛进一步改善，口干苦感消失，夜眠改善，嘱其继续服用上方中药，定期随诊。

按语：患者更年期后逐渐出现的关节酸胀麻痛、爪甲不荣、失眠多梦、易怒烦躁，均属阴血不足的表现，故以黄芪桂枝五物汤加减益气养血清热、活血通络止痛，可减轻骨节痹痛，但仍胃纳差、爪甲不荣，知其气血虚少，生化乏源，故再助以四君子汤合砂仁、木香益气醒脾，健运脾胃。再服 5 剂后症状明显减轻，病情稳定。现代医学认为女性绝经后，骨量急剧下降，应长期注意钙质补充是否到位，必要时在医生指导下补充骨化三醇，加强钙质吸收，防止骨质疏松引起骨节酸痛。

28. 郁证——肝气郁结证

李某，女，32 岁，初诊日期：2019 年 7 月 25 日。

主诉：胸部满闷、呼吸不畅 1 年。

病史：患者诉近 1 年无诱因反复出现胸闷憋气，呼吸不畅，善太息，睡眠好，可缓解，工作繁忙可加重，未系统诊治。家族无抑郁焦虑病史。

刻诊：胸闷憋气，呼吸欠畅，胃纳差，饭后嗳气返酸，月经不规则，延后 8 天，经量少，色淡，有血块，经前乳房胀痛，胸胁胀痛，舌淡苔薄白，脉弦细。

诊断：郁证——肝气郁结证。

治则：疏肝解郁，健脾畅中。

治疗：拟四逆散合六君子汤加减 7 剂，每日 1 剂，水煎服，方药如下：

柴胡 10g	白芍 10g	枳壳 10g	益母草 10g
陈皮 6g	法夏 10g	党参 15g	白术 10g
炙甘草 6g	茯苓 15g	当归 10g	

二诊：2019 年 7 月 8 日。

刻诊：胸闷不舒略有缓解，颈肌沉紧，劳作加重胸闷，难入睡，多梦，胃纳改善，舌淡苔白，脉弦细。

治疗：拟一贯煎加减 5 剂，每日 1 剂，水煎服，嘱其晚上不要用高枕头睡觉，工作时电脑位置调至眼睛能平视或仰视，多挺胸抬头，防止颈椎劳损不利病情恢复。方药如下：

生地 15g	当归 10g	枸杞子 10g	麦冬 10g
木瓜 30g	远志 10g	茯神 15g	五味子 5g
葛根 15g	桂枝 10g		

疗效：1 个月后电话回访，患者诉改善睡眠姿势，工作时注意保护颈椎，上述症状明显减轻，月经如期而至，经量增多，色鲜红。嘱其定期随诊。

按语：患者因工作压力大，情志不畅，肝失条达，肝郁不舒，故见善太息、胸闷；肝气犯胃，可见胃纳差、食少倦怠，治以四逆散合六君子汤疏肝解郁，健脾畅中。二诊时，症见颈肌沉紧，胸闷会因劳作加重，不排除职业病引发颈椎劳损压迫经脉所致，所以叮嘱其注意颈椎调护，另外首剂用药行气宣畅太过致阴津内耗，肝阴受损，失眠加重，故以一贯煎行气疏肝、滋阴柔肝，并加用桂枝、葛根、木瓜解经通络以善其后。

29. 痿证——气血亏虚，湿热蕴结证

古某，女，42岁，初诊日期：2019年4月13日。

主诉：下肢乏力，肌肉进行性萎缩2年。

病史：患者近2年以来渐觉双下肢乏力，并进行性加重，双大腿、小腿肌肉日渐萎缩，双足尖着地无力，某三甲医院肌电图提示：脱髓鞘病变，怀疑运动神经元病，予弥可保、激素、钾片等治疗，症状仍在缓慢进展。近日出现吞咽无力、困难，前来求治。

刻诊：神疲乏力，四肢瘦削，舌肌萎缩，恶心欲吐，痰多，饮水易呛咳，胸闷，口干不欲饮，小便尚可，大便溏不爽，舌淡瘦小，苔黄白厚腻，左关滑数尺稍沉，右关弦数尺沉细。

诊断：痿证——气血亏虚，湿热蕴结证。

治则：补益气血，清热化湿。

治疗：拟八珍汤合二妙散加减 5 剂，每日 1 剂，水煎服，嘱其避风寒，饮食清淡富营养，加强肌肉锻炼，维持西药治疗，强的松 45 毫克/日顿服，长期坚持补充钙剂，方药如下：

黄芪 30g	党参 30g	川芎 10g	熟地 10g
白芍 15g	白术 10g	茯苓 15g	苍术 10g
黄柏 15g	炙甘草 10g	木瓜 15g	牛膝 10g

二诊：2019 年 4 月 19 日。

刻诊：精神稍好转，喉间痰鸣明显减轻，吞咽困难感减轻，四肢仍乏力，肌肉瘦削，胃纳稍见好转，大便软难排。舌淡苔白腻，脉仍滑细。

治疗：守前方适当增减 7 剂，每日 1 剂，水煎服，嘱其强的松减量至 40 毫克/日，并继续加强肌肉锻炼。

黄芪 45g	党参 30g	川芎 30g	熟地 10g
白芍 30g	白术 10g	茯苓 15g	鸡血藤 30g
黄柏 15g	炙甘草 20g	木瓜 15g	牛膝 10g

三诊：2019 年 4 月 26 日。

刻诊：精神进一步改善，下肢肌力增强，饮水呛咳减少，喉间痰鸣基本消失，胸闷呕恶自解，胃纳渐增，轻微口淡，小便清长，大便隔日一解，成形，舌淡苔白，边有齿痕，脉细滑。

治疗：守上方 7 剂，嘱其强的松减量至 35 毫克/日。

疗效：患者坚持上方治疗 2 个月后，激素减至 15 毫克/日，诸症好转，饮水无呛咳，喉间无痰鸣，双下肢能站立，病情较稳定。

按语：患者神疲乏力，肌肉萎缩，机体功能活动受限，病位责之与脾脏有关。因脾主肌肉，若脾气亏虚，气血生化乏源，则肌肉失其濡养而萎缩。《素问·痿论》提出"治痿独取阳明"，阳明经多气多血，足阳明胃经与足太阴脾经互为表里，所以补益气血濡养肌肤是治疗本病的基本原则，故可以选用八珍汤、补中益气汤、圣愈汤、补阳还五汤等补益气血的药方为主方，再结合患者的四诊资料，若兼夹湿热可联合二妙散加减，若考虑久病入络，适当配合活血祛瘀药，必要时可配合针灸治疗以增强疗效。

30. 中风——气虚血瘀证

蓝某，男，72 岁，初诊日期：2016 年 5 月 11 日。

主诉：中风后右侧肢体乏力 2 个月。

病史：患者于 2016 年 3 月下旬突发中风，右侧肢体乏力，语言謇涩，饮水呛咳，外院确诊为急性右侧基底节区脑梗死，因已过溶栓时间窗，予药物保守治疗，经治疗后仍存有右侧肢体乏力，语言不利，进食时流涎。现家属希望中医治疗。

刻诊：神清，拄杖缓慢步行，右侧肢体乏力，以下肢为主，时有流涎，语言不利，饮水易呛咳，胃纳差，夜眠差，小便黄，大便干结，舌淡暗，苔白微腻，脉弦滑。

诊断：中风（中经络）——气虚血瘀证。

治则：益气活血，通络祛瘀。

治疗：拟补阳还五汤加减 5 剂，水煎服，可翻煎，每日 3 服。

黄芪 60g	桂枝 15g	红花 10g	炙甘草 10g
桔梗 10g	川芎 10g	归尾 10g	地龙 10g
桃仁 10g	牛膝 15g	柴胡 10g	

二诊：2016 年 5 月 18 日。

病史：患者复诊，右侧肢体乏力明显减轻，进食时呛咳减少，大便干结难解，咽干，入睡困难，多梦，舌尖红，舌体淡暗，苔白，脉细微数。

治疗：仍用补阳还五汤加减，10 剂，水煎服，可翻煎，每日 3 服。

黄芪 30g	桂枝 15g	白芍 15g	太子参 15g
桔梗 10g	川芎 10g	归尾 10g	地龙 10g
瓜蒌仁 10g	牛膝 15g	炙甘草 5g	

疗效：患者经过上述中药调理约两个月后，右侧肢体乏力明显缓解，可独走不用搀扶，缓慢饮水无呛咳，余症也明显好转。

按语：患者年老体虚，气虚血运不畅，瘀血阻滞脑脉，痹阻肢体经脉，故见中风症状。结合舌脉辨证考虑气虚血瘀型。气虚为本，血瘀为标，治则用补阳还五汤加减。此方出自《医林改错》，是在《伤寒论》黄芪桂枝五物汤的基础上化裁而成，但化瘀通痹效力更强，黄芪常合桂枝，益气温阳，通痹化瘀，川芎为血中气药，活血之中助以行气。桃仁、红花、当归为化瘀活血佳品，柴胡、桔梗升降气机，升发阳气。上肢乏力重用桑枝，下肢乏力重用牛膝，佐以地龙之虫类药，引药入经，通络搜风。全方可起益气温阳、化瘀活血之功效。首方5剂后，患者症状改善，效果奇佳，但因首方温燥活血之品众多，燥热伤阴，故患者咽干便结，夜梦多，难入睡。故在原方基础上改以黄芪桂枝五物汤加减补阳还五汤，黄芪由60g减量至30g，减少温燥之性，启用太子参，益气生津，健脾养阴，加用白芍、瓜蒌仁助以滋阴润燥，桂芍相配，敛阴和阳，调和营卫，因此原方从温燥化瘀之方调整为滋阴活血之方。

31. 消渴——气阴不足，痰湿阻络证

赖某，男，57岁，初诊日期：2020年3月27日。

主诉：口干3个月。

病史：3个月前体检发现血糖升高，3月27日再次复查空腹血糖7.49mmol/L，糖化血红蛋白7.5%，总胆

固醇 7.26mmol/L，既往有慢性胃炎，求进一步诊治。

刻诊：神疲，肥胖，气短，自汗，口干，胃脘胀，时嗳气，大便干，舌红暗苔腻，脉细数。

诊断：消渴——气阴不足，痰湿阻络证。

治则：益气养阴，燥湿健脾，活血祛瘀。

治疗：自拟中药颗粒方 7 剂，每日 1 剂，水冲服，并嘱咐糖尿病饮食，适当运动。

黄芪 20g	党参 10g	干姜 3g	桂枝 10g
茯苓 20g	黄连 15g	葛根 20g	桑叶 20g
三棱 10g	莪术 10g		

二诊：2020 年 4 月 7 日。

刻诊：上症好转，无不适，查空腹血糖 6.3mmol/L。

治疗：效不更方，守上方 14 剂。

疗效：患者先后服上述中药 45 剂，6 月 2 日查空腹血糖 5.9mmol/L，糖化血红蛋白 6.5%，总胆固醇 6.26mmol/L，临床症状基本缓解。

按语：中医一般把糖尿病归属于消渴症范畴，认为多由禀赋不足、饮食失节、情志失调、劳逸过度所致。而禀赋不足是发病的重要内因，尤其是 1 型糖尿病，而 2 型糖尿病更多是与过食肥甘、情志不调、劳逸过度等后天因素有关。糖尿病属甜病，甘甜之病五行中对应五脏，应归属脾经之病，周师认为糖尿病病位主要在脾脏，脾虚痰湿内阻是 2 型糖尿病的启动机制，在 2 型糖尿病前期、早期，脾虚痰湿内阻是这些患者的主要病机之一，该病机贯穿于糖尿病发生、发展的全过程。一般认为 2 型糖尿病主要是因脾胃素虚，痰湿内生或过食肥甘辛辣厚味之品，导致脾虚湿困，湿郁日久化热化燥，炼津成痰阻塞脉络，到了糖尿病阶段常出现阴虚、燥热、痰瘀互结等多种病理因素并存的局面，所以糖尿病归属的消渴症，中医病机不是单一机制，治疗上根据病机的突出点应有所侧重，为防止糖尿病所致消渴症的发生、发展，周师认为仍然要遵循"未病先防，既病防变"的理念。①未病先防：对高危人群，如年龄超过 45 岁、有糖尿病家族史、心脑血管病者，妊娠妇女，糖尿病前期者，脂肪肝者等及早筛查并建议其养成良好的生活习惯，因为健康的生活方式有助于防病治病。②既病防变：一旦转为消渴症前期、早期，以四君子汤、二陈汤辅以活血祛瘀药为基础方，再根据中医病机的突出点加减化裁，燥热突出，加大黄连、葛根药量，可用到 30g；阴虚明显，加麦冬、桑叶、葛根；痰湿厚重，加陈皮、茯苓、干姜；情志不调加柴胡、枳壳等，并嘱咐病人坚持配合饮食、运动，基本上都能取得较为满意的疗效。

32. 消渴——肝郁脾虚，痰浊内阻证

李某，女，53 岁，初诊日期：2013 年 5 月 16 日。

主诉：体检时发现血糖、血脂升高，已有半年。

病史：体检时发现血糖、血脂升高，已有半年，半年前空腹血糖为 7.3mmol/L，总胆固醇为 6.2mmol/L。2013 年 5 月 13 日复查空腹血糖为 7.8mmol/L，总胆固醇为 6.6mmol/L，求治疗。

刻诊：口干不欲饮，多思善疑、肥胖，疲乏无力，喜叹息，纳食尚可，大便溏，舌淡胖大，苔厚腻，脉弦细。餐后 2 小时血糖 12.2mmol/L。

诊断：消渴——肝郁脾虚，痰浊内阻证。

治则：疏肝健脾，化痰泻浊。

治疗：拟柴芍六君子汤合二陈汤化裁 7 剂，每日 1 剂，水煎服。并嘱其调情志，饮食清淡，不过饱，适当运动。

柴胡 15g	赤芍 15g	黄芪 15g	党参 15g
白术 15g	茯苓 15g	泽泻 20g	枳壳 15g
陈皮 15g	法夏 15g	苍术 15g	黄连 20g
干姜 10g	甘草 10g		

二诊：2013 年 5 月 24 日。

刻诊：情绪不宁、乏力、口干好转，大便尚不成形，舌淡红苔白，尺脉沉细。

治疗：上方去泽泻，加山楂 20g，7 剂，每日 1 剂，水煎服。

疗效：进服一共 30 剂后复查空腹血糖为6.0mmol/L，总胆固醇5.8mmol/L，随访5~6年，患者空腹血糖稳定在 5.8 ~ 6.6mmol/L 之间，餐后 2 小时血糖7.2~8.5mmol/L。期间一直坚持糖尿病饮食，适当运动，控制体重，停用药物治疗。

按语：周师认为糖尿病一般归属中医的消渴症，早期糖尿病，典型的多饮、多食、多尿，消瘦症状不明显。临床上多因体检才发现。但通过中医体质辨证，仍可立法处方。患者口干不欲饮、多思善疑、肥胖、疲乏无力、喜叹息、大便溏、舌胖大苔腻、脉弦细，乃肝郁乘脾之象，湿浊内生，日久有郁结化热伤阴之势，故用柴胡、赤芍、枳壳、陈皮、甘草行气疏肝，黄芪、党参、白术、茯苓、泽泻、法夏、苍术、黄连、干姜益气健脾，燥湿化浊。配合山楂可以消脂去浊、活血祛瘀，加强疗效。现代医学认为，糖尿病前期就存在微循环障碍，加活血药可改善机体对胰岛素的敏感性，进一步提高疗效。

33. 消渴——湿热困脾证

钟某，男性，48 岁，初诊日期：2008 年 6 月 10 日。

主诉：口干半年。

病史：1 年前体检发现血糖升高未予治疗，近半年明显口干，2008 年 5 月 28 日查空腹血糖 7.8mmol/L，糖化血红蛋白 6.8%，就诊当日查餐后两小时指尖血糖

12.3mmol/L。家族中母亲有糖尿病史，求进一步诊治。

刻诊：形体稍胖，胸脘腹胀，头身困重，心胸烦闷，四肢倦怠，口干，小便黄赤，大便不爽，舌红苔黄腻，脉滑数。

诊断：消渴——湿热困脾证。

治则：健脾清热燥湿。

治疗：拟半夏泻心汤合小承气汤加减 7 剂，每日 1 剂，水煎服，并嘱咐糖尿病饮食，适当运动。方药如下：

黄连 20g	黄芩 15g	法夏 10g	苍术 10g
干姜 3g	乌梅 10g	茯苓 15g	枳实 15g
厚朴 15g	丹参 10g	大黄 5g	

二诊：2008 年 6 月 17 日。

刻诊：口干、心烦好转，小便清长，大便通利，便溏，大便每日 2 次，舌淡红，苔微黄腻，脉滑。

治疗：守上方适当加减 7 剂，每日 1 剂，水煎服，方药如下：

黄连 15g	黄芩 10g	法夏 10g	太子参 30g
干姜 5g	乌梅 10g	茯苓 30g	枳实 15g
厚朴 10g	陈皮 10g	丹参 10g	甘草 5g

三诊：2008 年 6 月 24 日。

刻诊：上症基本缓解，查空腹血糖 6.5mmol/L，餐后 8.8mmol/L。

治疗：效不更方，上方 14 剂颗粒冲服，嘱其继续坚持糖尿病饮食，适当运动。

疗效：半年后随访，空腹血糖、餐后血糖基本正常。继续坚持糖尿病饮食，适当运动，以巩固疗效。

按语：古语有云：肥人多痰湿。这类患者因平素饮食不节，起居失常，损伤肠胃，痰湿内生，充斥肌肤则见形体肥胖；痰浊困阻中焦，中阳不振，气机不畅，故见胸脘腹胀、或食肥甘餐后饱滞、头身困重、四肢倦怠；湿郁化热，故见心胸烦闷、小便黄赤、大便不爽、舌红苔黄腻、脉滑而数。现代医学认为肥胖会引起胰岛素抵抗诱发糖尿病，故认为肥胖是 2 型糖尿病的高危因素。所以饮食有节、减肥瘦身是治疗本病的关键。在嘱咐患者进行生活方式干预的基础上，用传统名方半夏泻心汤合小承气汤加减。方中黄连、黄芩、法夏、苍术清热燥湿，枳实、厚朴、大黄、丹参行气理血，消积降浊，配合乌梅搜肠刮脂，加强消积降浊之功，同时取其酸性收敛，防大黄引起机体过度排泄，再加干姜、茯苓温中健脾，以防上药药性过度苦寒，损伤肠胃。诸药合用共奏清热燥湿、行气理血、消积降浊、瘦身减肥之功。复诊时因患者大便次数增多，心烦、口干明显好转，为防止久服大黄、黄连、黄芩损伤中阳，去大黄，减黄连用量，干姜加量，配合二陈汤健脾去湿等以善其后。

34. 消渴——胃热炽盛，热盛伤津证

许某，男，43 岁，初诊日期：2010 年 10 月 12 日。

主诉：发现血糖升高两个月。

病史：两个月前体检空腹血糖 8.2mmol/L，餐后 2 小时血糖 11.6mmol/L，未治疗，2010 年 10 月 12 日前来就诊，复查空腹血糖 8.6mmol/L，餐后 2 小时血糖 11.3mmol/L，BMI：29.2。

刻诊：形体肥胖，口干，消谷善饥，大便干结，苔黄，舌质红，脉滑数。

诊断：消渴——胃热炽盛，热盛伤津证。

治则：清胃泻火，养阴增液。

治疗：拟白虎汤合半夏泻心汤加减 14 剂，每日 1 剂，水煎服，嘱其糖尿病饮食，适当运动，方药如下：

石膏 30g	知母 20g	淮山 20g	黄连 10g
黄芩 10g	法夏 15g	干姜 5g	桃仁 10g
葛根 15g	甘草 5g		

疗效：14 剂后症状基本缓解，空腹血糖 6.3mmol/L，继续服 14 剂中药巩固疗效。坚持食疗运动。近 8 年来空腹血糖稳定在 5.4～6.5mmol/L 之间，餐后 2 小时血糖稳定在 6.5～8.6mmol/L，BMI：26.8 左右。

按语：患者应酬多，过食辛辣厚腻之品，导致肠胃积热，胃火炽盛，热盛伤津，而成消渴。临床所见口干、

便干、消谷善饥，症属阳明，因热入阳明，故予白虎汤合半夏泻心汤加减，方中石膏、知母、葛根、黄连、黄芩清胃泻火，养阴增液，配以法夏、干姜、桃仁、甘草温中健脾、活血、润肠通便，防止连芩过度苦寒损伤脾阳。方症对应，症状缓解，另外患者意识到病从口入，多年坚持调节饮食，锻炼身体，瘦身减肥后，血糖长时间稳定。

35. 消渴——阴虚阳亢，瘀热互结证

许某，男，52岁，入院日期：2019年8月9日。

主诉：烦渴、消瘦1个月。

病史：有糖尿病史9年，多年未吃药，食疗、运动为主，血糖长期稳定。近一个月来烦渴引饮、消瘦、失眠求治。

刻诊：神情焦虑，烦渴，多饮，易饥，头胀痛不适，难入睡，体重下降，大便干，舌暗红，苔黄，脉弦细数。当日查BMI：25.6，空腹血糖16mmol/L，糖化血红蛋白9.5%，血压160/100mmHg。

诊断：消渴——阴虚阳亢，瘀热互结证。

治则：滋阴潜阳，清热活血。

治疗：入院后用胰岛素、西格列汀、二甲双胍、阿卡波糖、厄贝沙坦降糖降压，并配合自拟中药颗粒6剂，日1剂，加开水400mL溶解后，适温分2次冲服，嘱其

糖尿病饮食、适当运动。方药如下：

天麻 15g	钩藤 15g	石决明 30g	栀子 10g
桑叶 30g	茯神 30g	葛根 30g	法夏 15g
黄连 30g	干姜 5g	桃仁 10g	红花 10g

二诊：2019 年 8 月 22 号。

刻诊：心情舒畅，烦渴、多饮、易饥、头胀痛不适、难入睡等症基本缓解，当日查空腹血糖 6.6mmol/L，血压 130/80mmHg。另外患者告知其于 8 月 15 日带上述药物 1 周出院，出院后自行停服降压药。

治疗：上方黄连减量至 15g，余中药同前 14 剂，每日 1 剂冲服。

疗效：2019 年 11 月 9 日电话回访，告知从 10 月初开始，西药只服二甲双胍，中药出院后连续服 2 个月也停服，目前继续坚持糖尿病饮食，配合适当运动，血压一般在 130～136/85～90mmHg，空腹血糖 5.3～6mmol/L，餐后血糖在 8.8～10mmol/L，生活起居正常，无不适。

按语：该病案患者与上例患者是同一人，第一次发病，与长期饮食不节有关，第二次发病主要是情志失调诱发、加重原有基础病，所以病因不同，病机有所侧重。本案例，因患者患消渴病多年，属阴虚体质，今因劳神过度，进一步耗损津液，导致肝阴不足，肝阳上亢，出现焦虑、头胀等症，消渴病史较长，久病入络见舌质暗，口渴、易饥、便干、脉数，乃脾胃伏火损伤津液，所以用天麻钩藤饮合半夏泻心汤滋阴降火，助以活血祛瘀。方证对应，效如桴鼓。现代药理研究表明桑叶有糖苷酶抑制作用，黄连有类似双胍类药物的降糖作用。在辨证基础上，周师较注重辅助一些专病专药一起治疗，以进一步提高疗效。

36. 自汗——气阴不足，心肾不交证

周某，女，49 岁，初诊日期：2018 年 4 月 14 日。

主诉：自汗半年加重 1 月。

病史：患者半年来反复潮热，自汗，近一个月上症加重，几乎每小时发作 2～3 次，汗多衫湿，严重影响睡眠，自知更年期，平时有口服钙片保健品。

刻诊：自汗频繁，潮热，心烦不寐，神倦乏力，口干，停经半年，舌淡红苔少，脉沉细。

诊断：自汗——气阴不足，心肾不交证。

治则：益气养阴，交通心肾。

治疗：拟生脉饮合六味地黄丸、交泰丸加减化裁 5 剂，每日 1 剂，水煎服，方药如下：

党参30g	麦冬10g	五味子10g	山茱萸10g
熟地10g	淮山10g	泽泻10g	丹皮10g
茯神10g	肉桂5g	黄连5g	

二诊：2018 年 4 月 20 日。

刻诊：潮热、自汗好转，仍两小时 1～2 次，时腰酸，便溏，舌淡红苔少，尺脉沉细。

治疗：上方改为金匮肾气丸合桂枝汤加减 7 剂，每日 1 剂，水煎服。

附子10g	山茱萸20g	生地10g	淮山10g
泽泻10g	丹皮10g	茯神10g	桂枝10g
白芍15g	大枣10g	煅龙骨20g	煅牡蛎20g
姜黄10g	炙甘草10g	干姜3g	

疗效：服药后上证明显缓解，守方 7 剂，并嘱咐其适当晒太阳、适当运动，长期口服钙片、姜黄素片，2 个月后电话随访，患者潮热、自汗偶尔一天中发作 1～2 次，基本不影响日常生活起居。

按语：潮热、自汗、失眠等属于绝经前后诸症。内经有云：七七四九天癸绝，此时往往肝肾亏损，阴阳两虚，营阴失守，虚阳浮越，可出现潮热、自汗、盗汗、失眠、乏力等症，首诊用生脉饮合六味地黄丸、交泰丸加减，潮热、自汗改善，但药物寒凉久服损伤肾阳，症见腰酸、便溏，故复诊改用金匮肾气丸滋阴补阳，阳中求阴，用桂枝汤调和营卫，佐以龙骨、牡蛎敛阴潜阳，姜黄活血调营，以达阴阳调和作用，取得较好的效果。现代医学认为绝经期雌激素水平降低，钙质流失严重，故嘱其食疗养生，可长期科学补钙，并用姜黄素健脾温中以护后天之本，活血调营以善其后。

37. 盗汗——阴虚证

陈某，男，28 岁，初诊日期：2020 年 1 月 13 日。

主诉：盗汗 2 年。

病史：患者近 2 年无明显诱因渐出现夜间盗汗，冬春季尤为严重，夜间盖被则热，掀被则感寒，半夜汗出，湿透内衣，伴五心烦热。另患者诉 2 年前曾有一段时间有手淫现象，持续了半年后自行戒除。

刻诊：神疲乏力，白天精神萎靡，动则稍感汗出，夜间汗出明显，口干舌燥，时有咽痛，纳眠尚可，大便干结，小便黄，舌尖红，苔薄白，脉左细滑右弦滑。平素时有烟酒应酬，作息晚。

诊断：盗汗——阴虚证。

治则：滋阴清热。

治疗：拟知柏地黄汤加减 5 剂，水煎服，可翻煎，每日 3 服。

熟地25g　　山茱萸15g　　淮山15g　　丹皮10g

泽泻10g　　茯苓10g　　知母10g　　黄柏10g

白术10g　　黄芪15g　　太子参15g

二诊：2020 年 1 月 20 日。

刻诊：患者诉夜间盗汗减少，半夜醒来仍有汗出，但不会湿透内衣，五心烦热感减轻。白天精神稍改善，动则稍有汗出，口干舌燥，胃纳稍差，睡眠质量差，大便溏，小便黄，舌淡红，苔黄白微腻，脉左细滑、右弦滑。

治则：养阴健脾。

治疗：拟六味地黄汤合四君子汤加减 14 剂，水煎服，可翻煎，每日 3 服，嘱其起居有常，饮食清淡。

熟地 10g	山茱萸 15g	淮山 15g	丹皮 15g
泽泻 15g	茯苓 10g	白芍 10g	猪苓 10g
白术 10g	黄芪 15g	太子参 15g	桂枝 10g

疗效：一个月后随访，上症缓解。

按语：患者首方以知柏地黄汤滋阴降火，经上方调理后，盗汗、烦热有改善，但胃纳转差、大便溏薄，考虑上方滋阴药滋腻脾胃，且患者烟酒应酬、通宵熬夜无法避免，火热伤阴的外因不能根除，因而原方基础上减少熟地用量以减少滋腻伤脾，加大丹皮、泽泻清热之用，加白芍养血柔肝，加桂枝温通心阳，桂芍调和营卫，加猪苓利水清热不伤阴，全方既有六味滋阴清热之意，又含四君、桂枝益气健脾、平调阴阳之功。患者经二方调理后盗汗、烦热等主要症状明显改善。

38. 月经后期——阳虚血瘀证

陈某，女性，22 岁，初诊日期：2018 年 5 月 14 日。

主诉：反复月经不调 7 年。

病史：患者 14 岁月经初潮，月经不规则，早年时有经间期出血，近 3 年来月经多推迟，周期 35～60 日不等，末次月经 2018 年 3 月 19—25 日，月经一般量可，但颜色暗，有瘀块。

刻诊：形体瘦弱，唇暗，口淡不渴，睡眠一般，便溏，舌淡红苔白，脉弦涩。即查 B 超：子宫内膜厚约 13mm。

诊断：月经后期——阳虚血瘀证。

治则：温经通脉。

治疗：拟温经汤合四物汤加减化裁 6 剂，每日 1 剂，水煎服，月经来时停服。

吴茱萸 12g	川芎 9g	当归 9g	赤芍 9g
党参 9g	麦冬 20g	桂枝 9g	炙甘草 6g
生姜 5g	香附 10g	益母草 30g	鸡血藤 30g

二诊：2018 年 5 月 21 日。

刻诊：服药第 5 天后，月经来潮，现月经干净 3 天，唇淡，口不渴，便溏，舌淡红苔白，尺脉沉细。

治疗：拟本院自制加味八珍膏含服，一天 20mL，共 21 天。

三诊：2018 年 6 月 20 日。

刻诊：精神清爽无倦容，唇淡红，乳房胀，舌淡红，脉弦细。

治疗：拟柴芍六君汤合四物汤加减化裁 7 剂，每日 1 剂，水煎服。

柴胡 12g	香附 10g	党参 10g	川芎 10g
白芍 10g	当归 10g	熟地 10g	白术 10g
茯苓 10g	益母草 30g	鸡血藤 30g	

疗效：一周后电话随访，服上述中药 4 剂后月经来潮。嘱其注意加强锻炼，劳逸结合，放松心情巩固疗效。

按语：周师治疗月经不调常有自己的个人体会，调理月经时一般参照月经周期的不同阶段立法处方。从经血出现开始延续约 15 天，为卵泡期，此期重点促卵泡成熟，以助正常排卵。排卵期短至 1~3 天，对于处在卵泡期、排卵期的患者，责之于肝脾肾、气血等方面，用加味八珍膏治疗，该膏方由温经汤、八珍汤、五子衍宗丸化裁而成，重点是滋补肝肾、补益气血；到了黄体期，一般持续 13~14 天，养血、活血疏肝为主。所以首诊因 B 超提示内膜增厚，月经该来，所以用了温经方及四物汤加减，有助养血活血，排出污血，三诊因月经周期处在黄体期，结合体征，用了柴芍六君汤合四物汤加减以疏肝养血、活血排瘀，月经基本能如期而来。女子一生以气血为本，整个月经周期养血活血贯通始终。结合体质阴阳虚实，阳虚甚则加四逆汤等，阴虚甚则加知柏地黄丸等，灵活化裁多有奏效。

39. 蛇串疮——湿热阻络证

钟某，女，77 岁，初诊日期：2019 年 12 月 15 日。

主诉：左侧颜面部疼痛 10 天。

病史：患者 10 天前无明显诱因出现左侧颜面部疱疹，伴皮肤局部灼热疼痛，外院按带状疱疹治疗，经阿昔洛韦治疗后，疱疹基本消退，但左侧颜面皮肤阵发性烧灼跳痛，今求进一步治疗。

刻诊：神情焦虑，烦躁，左侧颜面部疼痛，呈阵发性跳痛，夜间明显，难以入睡，颜面部可见散在色素沉着，残留少许疱疹结痂，局部基本无红肿，肤温无升高。纳可，眠差，口干苦，大便干结，小便黄，舌暗淡，苔黄腻，脉弦滑。

诊断：蛇串疮——湿热阻络证。

治则：清热利湿，凉血活血止痛。

治疗：拟清肝饮加减 5 剂，每日 1 剂，水煎服，并嘱其饮食清淡，忌辛辣厚味之品，调情志，避风寒。方药如下：

柴胡 15g	黄芩 15g	白芍 20g	丹皮 10g
栀子 10g	生地 10g	当归 10g	川芎 10g
青皮 5g	土茯苓 30g		

二诊：2019 年 12 月 20 日。

刻诊：患者颜面疱疹全部消退，局部皮肤留下色素沉着，左侧颜面部疼痛较前减轻，仍时有跳痛，夜间可入睡，口微干，大便通调。舌暗淡，苔白腻，脉弦。

治疗：上方适当增加祛风通络药物 7 剂，每日 1 剂，水煎服，方药如下：

柴胡 15g	黄芩 15g	白芍 20g	丹皮 10g
栀子 10g	生地 10g	当归 10g	川芎 10g
青皮 5g	土茯苓 30g	全蝎 5g	蜈蚣 2 条

疗效：1 个月后电话随访，患者时有左侧颜面疼痛，疼痛程度基本缓解，不影响睡眠。

按语：蛇串疮多为情志内伤，肝郁气滞，久而化火，肝经火毒外溢肌肤而发；或饮食不节，脾失健运，湿邪内生，蕴而化热，湿热内蕴外溢肌肤而生；或感染毒邪，湿热火毒蕴结于肌肤而成。本病患者年老体虚，血虚肝旺，湿热毒盛上扰，气血凝滞，以致颜面部疱疹串珠成群，疼痛剧烈。治当以清肝饮加减，方中柴胡、黄芩、白芍、丹皮、栀子、生地、青皮、土茯苓清肝柔肝，疏解湿热，当归、川芎、全蝎、蜈蚣通络止痛，解毒散结，全方共奏清热祛湿、活血通络、祛风止痛之效。

40. 水肿——阳虚水泛证

刘某，男，95 岁，初诊日期：2020 年 2 月 2 日。

主诉：下肢浮肿 1 年余。

病史：患者 1 年多来无明显诱因渐出现双下肢对称

性浮肿，严重时肿至双膝，伴乏力、心悸、胸闷，季节交替时咳嗽咯白痰，动则气促。曾外院诊治考虑慢性心衰、慢性肾衰、慢性呼吸衰竭，予西药治疗，疗效日渐转差。现家属寻求中药治疗。

刻诊： 神疲乏力，双下肢浮肿，对称性凹陷，朝轻暮重，行走困难，夜间时有喘促，间咳，面色稍白，形体虚胖，大便干结，小便淡黄频涩，舌淡胖少苔，脉左沉细、右弦滑。

诊断： 水肿（阴水证）——阳虚水泛证。

治则： 温阳健脾，利水宁心。

治疗： 拟真武汤合防己黄芪汤加减 5 剂，水煎服，可翻煎，每日 3 服。另嘱西药继续原量服用。

炮附子 20g^{先煎}　茯苓 15g　　桂枝 10g　　白术 10g

干姜 10g　　白芍 10g　　防己 10g　　黄芪 15g

甘草 10g

二诊： 2020 年 2 月 12 日。

刻诊： 双下肢对称性浮肿部分消散，仅踝以下水肿，仍对称性，朝暮相仿。胸闷、心悸、咳嗽减少，夜间无明显喘促感，夜眠改善，小便量增多，清长易解。面色稍红润，形体仍虚胖，大便干结，舌淡胖苔薄，脉左沉细、右弦滑。

治疗： 原方真武汤合防己黄芪汤加减，方药用量有增减，10 剂，水煎服，可翻煎，每日 3 服，嘱患者减少西药用量，中药如下：

炮附子 30g^{先煎}　茯苓 15g　　桂枝 15g　　白术 30g

黄芪 20g　　　干姜 10g　　白芍 15g　　防己 10g

甘草 10g　　　丹参 15g　　丹皮 10g

疗效：患者复诊，诸症明显消除，家属替其取药。嘱其维持二诊时的方药坚持一周服用 4～5 剂巩固疗效。目前定期每月随访，患者均神清气爽，诸症已除。

按语：根据舌脉症候辨证为水肿（阴水）阳虚水泛证。患者超高龄，五脏真阳俱虚，尤其以心、脾、肾三脏损耗严重，脾阳、肾阳均为先后天之本，故急当温阳利水。方中真武汤温中崇土，附子、干姜、桂枝温补命门之火，白术、黄芪健脾固中，桂芍相配阴阳平调，防己善驱一身皮里膜外之水，脾肾已健，心自可安，全方共奏健脾温肾、利水宁心之功效。原方服用后患者水肿明显减轻，诸症改善，可见真武汤符合辨证治疗。故原方用量渐增，以加强温阳利水、健脾崇土之功效，加用丹参、丹皮，考虑一味丹参抵四物，既可活血通络，又可清热宁心，丹皮善清相火之热，可减少诸药温燥伤阴之弊，甘草调和诸药并制约附子毒性。

41. 不寐——气血亏虚证

许某，女，52 岁，初诊日期：2018 年 10 月 28 日。

主诉：睡眠欠佳 3 年。

病史：患者近 3 年渐出现睡眠不佳，难入睡，多梦，易醒，醒后无法再入睡，曾尝试多种方法助睡眠，效果不佳。曾到三甲医院行睡眠监测，排除睡眠呼吸暂停综合征，予中药调理，但仍难入睡，目前服用思诺思助睡眠，每天睡眠时间约 3 ~ 5 小时。白天精神疲倦，烦躁，易受惊吓。

刻诊：精神疲倦，双眼睑不欲上提，动则易汗出，夜间精神亢奋，难入睡，易醒，胃纳可，二便调，舌暗红，苔薄白，脉细弱。

诊断：不寐——气血亏虚证。

治疗：拟归脾汤加减 5 剂，每日 1 剂，水煎服。

党参 15g	白术 15g	黄芪 30g	炙甘草 6g
木香 6g	当归 10g	茯神 15g	远志 10g
丹参 15g	檀香 10g	酸枣仁 15g	鸡血藤 10g

二诊：2018 年 11 月 7 日。

刻诊：夜眠、自汗有改善，入睡后不易惊醒，但入睡仍困难，夜间易亢奋，服用中药后稍感燥热咽干，二便调，舌干红苔少，脉细弱。

治疗：拟归脾汤合交泰丸加减 10 剂，每日 1 剂，水煎服。

太子参 15g	白术 15g	黄芪 30g	檀香 6g

| 炙甘草6g | 当归10g | 黄连10g | 远志10g |
| 肉桂3g | 丹参15g | 酸枣仁15g | 鸡血藤10g |

疗效：患者每晚能入睡5～7小时，自汗基本消失，舌稍暗红，苔薄白，脉滑细。嘱继续以上方服用10剂。目前定期每月随访，患者均神清气爽，诸症已除。

按语：临证所见，四诊合参，当属中医的不寐病，该患者年届五旬，正值绝经前后，疲倦、双眼睑不欲上提、动则易汗出、舌暗红、脉细弱，乃气血亏虚、气虚血瘀之症，故首诊用归脾汤加减补益气血、活血祛瘀，方证对应，初见疗效。二诊症见咽干、夜间亢奋明显、心神不宁，乃肾水不能上滋，心火不能下移，心肾不交之症，故原方合交泰丸加减共奏益气养阴清热/活血安神之功。

42. 便血——气虚不摄证

梁某，男，77岁，初诊日期：2020年2月2日。

主诉：反复便血2年，加重1周。

病史：患者近2年来大便次数增多，质稀烂，时夹黏液血便，曾到三甲医院就诊，拟诊直肠癌，行化疗，未手术。疗效不满意，近一周来便血增多，病情日渐加重，求入院治疗。

刻诊：精神疲倦，消瘦，面色㿠白，大便次数增多，质稀，每日4～5次，每次大便都夹血色黏液，小便可，纳食较差，舌暗红苔白，脉细弱。

诊断：便血——气虚不摄证。

治则：健脾益气摄血。

治疗：拟四君子汤加减 3 剂，每日 1 剂，水煎服。并予西药对症治疗。中药如下：

党参 15g　　白术 15g　　茯苓 15g　　甘草 10g

血余炭 10g　侧柏叶 10g　豆蔻 5g　　仙鹤草 15g

二诊：2020 年 2 月 5 日。

刻诊：患者大便次数多，每次大便仍见暗红色黏液便，疗效不满意，神疲，面色苍白，消瘦，气短乏力，四肢欠温，胃纳差，舌脉如前。

治疗：拟补中益气丸合桃花汤加减 3 剂，每日 1 剂，水煎服，继续配合西药对症治疗。

黄芪 15g　　党参 15g　　白术 15g　　茯苓 15g

甘草 10g　　血余炭 10g　侧柏叶 10g　干姜 10g

仙鹤草 15g　陈皮 10g　　升麻 6g　　赤石脂 10g

疗效：3 剂后，大便次数减少，每日 2～3 次，无血便，继续巩固 3 剂后，仍以上方减赤石脂加减进退，1 周未见便血。

按语：患者黏液便血反复发作，首诊用四君子汤加减健脾益气摄血，疗效不显著。考虑四君子汤升阳举陷之力不够，后改用补中益气丸合桃花汤，便血得止。《成方切用》："盖下利至于不止，热势已大衰而虚寒滋起矣。故非固脱如石脂不可，且石性最沉，味涩易滞，故稍用干姜之辛散佐之，用粳米独多者，取其和中而养胃也。"桃花汤温中涩肠止痢，在临床实践中，粳米因获取不方便，可用淮山、芡实、茯苓代替，除用于痢疾、肠癌出血外，还用于痔疮出血，凡属肠道滑脱症，证属虚寒者用桃花汤多获良效。

第三章　五运六气临床应用

一、五运六气基础知识

运气学说是古人探讨自然变化的周期性规律及其对人类健康和疾病影响的一门学问。其内涵是将人肉眼所能观测到的天文现象，与自然界气象、气候、物候等变化相联属，对人体生命变化规律进行深入探讨并提出防病治病的方法。古人在长期的实践中发现，各种事物的运动变化都存在着周期性节律，这种周期性节律主要表现为五运周期和六气周期，五运周期和六气周期结合，就产生了"五运六气"。

已故中医名家邹云翔先生说："不通五运六气，遍读方书何济？"而学习五运六气，应该先弄明白五运六气的基础，也就是十天干、十二地支，这是五运六气最基础的常识，也是传统术数的基础。

五运六气框架主要包括五个方面：司天、客气、中运、主气、在泉，治病中大多数考虑这几方面因素的影响，偶尔也参考主运、客运因素。在临床工作中可运用此框架，了解大自然气候对疾病的影响，以指导临床立法处方干预疾病的预后转归，所以五运六气在临床中的运用，体现了中医学"天人相应"的整体观念。

1. 天干地支

天干：甲、乙、丙、丁、戊、己、庚、辛、壬、癸。

地支：子、丑、寅、卯、辰、巳、午、未、申、酉、戌、亥。

2. 中运

中运是《黄帝内经》的作者在观察天象的基础上，运用天干及五行相联系所表示的一种年运变化，又叫大运。

五运即五行：木、火、土、金、水，又分太过与不及。

简单来说，由于金、水、木、火、土运行位置的变化，每年都会有一个大运，就好比它们轮流值班，今年是庚子年大运，乙庚合化金，即为金运。大运又称岁运、中运，五大行星位置的变化，会对地球气候造成相应的影响，而五运就是五大行星的变化规律，所以五运主管全年气候。

但五运也有阴阳，也就是太过与不及，但凡是阳年，都是太过，凡是阴年，都是不及。按十干顺序规定1、3、

5、7、9 即甲、丙、戊、庚、壬为阳，为太过。2、4、6、8、10 即乙、丁、己、辛、癸为阴，为不及，单数为阳，双数为阴。阳年太过，意思就是力量比较强，受主气、客气的影响小，阴年则反之。

天干化五运：甲、己化土运，乙、庚化金运，丙、辛化水运，丁、壬化木运，戊、癸化火运。其中单数（甲、丙、戊、庚、壬）为中运太过之年，双数（乙、丁、己、辛、癸）为中运不及之年。

例如：2019 年是己亥年，天干为己，甲己化土，己属阴干。故 2019 年的年运（中运）是土运不及。

3. 司天、在泉

地支代表六气，主要是表示六气司天、在泉的因素。司天与在泉是运气学中两个特有的概念，也是两个相对的概念。司天确定了，在泉也就确定了，三阳司天必定三阴在泉，三阴司天必定三阳在泉。对于三阴三阳的次序，《黄帝内经》作了明确的规定，即：

一阴为厥阴，二阴为少阴，三阴为太阴，

一阳为少阳，二阳为阳明，三阳为太阳。

而司天与在泉的关系就是一对一、二对二、三对三。即一阴（厥阴）司天，必定一阳（少阳）在泉；一阳（少阳）司天，必定一阴（厥阴）在泉。依此类推。

六气即：风、寒、暑、湿、燥、火，代表着三阴三阳。

司天是根据干支纪年中的地支来确定的，即：子午之年少阴君火司天，丑未之年太阴湿土司天，寅申之年少阳相火司天，卯酉之年阳明燥金司天，辰戌之年太阳寒水司天，己亥之年厥阴风木司天。

司天确定后，在泉就很容易推算出来了，根据阴阳相对的原理。司天为阳，在泉必定为阴。司天为阴，在泉必定为阳。即一阴（厥阴）司天，必定一阳（少阳）在泉；一阳（少阳）司天，必定一阴（厥阴）在泉。依此类推。

例如：2019 年为己亥年，地支为亥，己亥之年厥阴风木司天，因此 2019 年是厥阴风木司天，少阳相火在泉。

4. 主气

主气是指每年分六个间区（从大寒节始至小寒节终）中的不变的气。各间区对应六气的分布次序每年如此。顺序如下：

一阴（厥阴）、二阴（少阴）、一阳（少阳）、三阴（太阴）、二阳（阳明）、三阳（太阳），时间区域是：从每年大寒节开始至小寒节终，每一气主四个节令。

初之气：厥阴风木——主大寒、立春、雨水、惊蛰；

二之气：少阴君火——主春分、清明、谷雨、立夏；

三之气：少阳相火——主小满、芒种、夏至、小暑；

四之气：太阴湿土——主大暑、立秋、处暑、白露；

五之气：阳明燥金——主秋分、寒露、霜降、立冬；

终之气：太阳寒水——主小雪、大雪、冬至、小寒。

5. **客气**

客气是一个相对于主气的概念。主气虽分六步，三阴三阳而周一年，但每步气所主的区间都是恒定的，年年如此。因此它是常住之气。常住之气在于刻画这个周期内阶段性恒定的气运变化。每个阶段内既然有一个恒定的气，就必然有一个变动的气，这个变动的气就是客气。这个变动的客气是由司天、在泉决定的。

客气的推算有两条原则：

（1）客气的排列是以三阴三阳的次第为序，首尾相接如环无端，即：

一阴（厥阴）、二阴（少阴）、三阴（太阴）、

一阳（少阳）、二阳（阳明）、三阳（太阳）。

阴后接阳，阳后接阴，所以说如环无端。

（2）每年的第三步客气，始终都与司天相同。每年的第六步客气或者说终之客气，始终都与在泉相同。

据上述，首先根据纪年干支中的地支确定司天、在泉。同时等于确定了客气的第三步气与第六步气，然后再顺推或逆推便可知道这一年的客气变化。如 2019 年为

己亥年，地支为亥，己亥之年厥阴风木司天，少阳相火在泉。因此，2019年第三个客气就是一阴（厥阴风木），第六个客气就是一阳（少阳相火）。若从三之客气逆推则第二个客气便是三阳（太阳寒水），第一个客气就是二阳（阳明燥金）。从第三客气顺推则第四气为二阴（少阴君火），第五客气就是三阴（太阴湿土）。

6. 干支纪年的简单推算

（1）天干计算法的规律：从某一年开始，十个天干轮一遍就是十年。天干对应现代公历纪年是这样的：

甲4、乙5、丙6、丁7、戊8、己9、庚0、辛1、壬2、癸3。逢0的年份都是天干庚，1960、1970、1980……2020，之后按十天干顺序依次是末尾数是1的年份是辛，2是壬，3是癸，4是甲等，依次类推。

（2）地支推算规律：地支是十二个：子、丑、寅、卯、辰、巳、午、未、申、酉、戌、亥，是十二年一轮回，可用手掌帮助简易记忆其十二支位置：

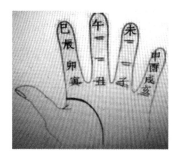

巳	午	未	申
辰			酉
卯			戌
寅	丑	子	亥

比如 2000 年地支是辰，对应左手辰位，顺时针在辰位再数二位，在午，也就是十年前 1990 年是午年，顺时针在午基础上再数二位，在申，二十年前 1980 年是申年。逆时针在辰位基础上再数二位，在寅，十年后 2010年是寅年，逆时针在寅位基础上再数二位，在子，二十年后 2020 年是子年，所以从 1960—2020 年，每十年的地支依次是：子、戌、申、午、辰、寅、子。简单说，就是先记住某年年支，再顺推、逆推，以十年一推，然后再数到想知道的年份，加几或减几。这样就很容易了。然后再对应前面天干对应年尾数顺序，加上即可。比如2017 年，天干是 7，是丁年，地支推算：2020 年地支是子年，所以 2017 倒数三年是酉年，故 2017 年是丁酉年。也可以不用手推，用纸笔写或用心算，都是可以的。

7. 五运六气临证思维小结

五运六气临证思维不能拘泥于《三因司天方》十六首运气方，实际上《三因司天方》仅仅给了我们 16 个套路，不能呆板使用，只要抓住了运气病机，按运气思路运用，则不论时方、经方，皆为运气方。所谓病机，一则为运气病机，二则为时机、时相，据此临床将不同病症结合六经时相论治，疗效卓著。把五运六气看作六十干支的简单循环周期，仅据天干地支就去推算某年某时的气候和疾病的机械推算是不科学的，违背了《黄帝内经》运气学说的精神。基于运气病机理论运用运气方，必须做到因时识宜，随机达变，唯此方能圆机活法，受用临床。

《黄帝内经·素问》第九篇"六节藏象论"有云："不知年之所加，气之盛衰，虚实之所起，不可以为工矣。"就是说医生临证时要考虑到气候对疾病的影响，五运六气在中医应用"不以数推，而以象类"，即每年有一主气，发病时间又有客气加临主气，以及司天在泉之气，到底病气为何，要观察发病时自然、外界的具体气候，更要观察病人病后具体辨证的病机。"先立其年，再审其气，终看其人。"

如 2019 年是己亥年，运气的干支讲化合，甲己化土，2019 年年之所加为土运不及之年，厥阴风木司天，少阳相火在泉，这是 2019 年气宜的大框架，再详细一点就查看气、运的主客加临情况，临床中结合发病节气，重点查看气的主客加临。比如现在步入大寒，是六气里的终之气，这时的主气是太阳寒水，客气是少阳相火，凡是这个区间犯的病都与以上气宜的综合作用相关，此区间发的病主要是寒湿郁发化热，审查病机考虑这些因素，才能更好立法处方，麻黄汤、藿香正气散、三仁汤、小柴胡汤等都可见机加减使用。所以懂得气宜，懂得上述气宜的综合作用，也就懂得"年之所加，气之盛衰，虚实之所起"，所以，运气学问值得我们中医学者进一步深究。

二、医案选录

1. 手足心热

钟某，女，出生日期：1972 年 3 月 6 日。初诊日期：2016 年 9 月 3 日。

主诉：手足心热，不寐半年。

刻诊：五心烦热，便干结，心烦，易醒，舌苔黄腻，脉濡。

治疗：用运气方黄连茯苓汤加减 5 剂，每日 1 剂，水煎服，方药如下：

黄连 10g	茯苓 30g	车前子 15g	麦冬 20g
半夏 10g	通草 10g	黄芩 10g	远志 15g
甘草 10g	玄参 10g		

疗效：半月随访，5 剂中药后诸症消失。

按语：患者 1972 年上半年出生，属壬子年，木运太过，少阴君火司天，木生火，考虑患者体质偏热，适逢 2016 年属丙申年，水运太过之年，湿邪流注四末，邪害心火而为病，故选用运气方黄连茯苓汤加减治疗后快速获效。

2. 盗汗

宋某，女，出生日期：1971 年 4 月 20 日。初诊日期：2016 年 11 月 12 日。

主诉：盗汗 3 年余。

刻诊：2013 年 8 月开始盗汗，咽干，胃脘痞满，按之濡，舌淡红，苔腻，脉弦滑。

治疗：拟柴胡桂枝干姜汤加减 5 剂，每日 1 剂，水煎服。汤药如下：

柴胡 20g   桂枝 10g   干姜 10g   天花粉 15g
黄芩 15g   牡蛎 30g^{先煎}   炙甘草 10g

二诊：2016 年 11 月 18 日。

刻诊：盗汗、胃痞好转，但口苦，咽干，舌苔黄腻。守上方，干姜减量至 3g，5 剂，每日 1 剂，水煎服。

疗效：1 个月后随访，诸症消失。

按语：患者 1971 年 5 月出生，当时运气是厥阴风木司天，太阳寒水加临少阴君火之际，2013 年下半年，属少阳相火在泉之时发病，结合四诊资料，柴胡桂枝干姜汤符合此时的运气病机。

3. 痞满

邹某，男，出生日期：1984 年 9 月 27 日。初诊日期：2017 年 6 月 4 日。

主诉：上腹胀满不适 2 年余。

病史：2015 年 5 月以来反复出现上腹胀满不适，时伴嗳气，常取西药制酸治疗，症状反复，2016 年胃镜提示：慢性胃炎。

刻诊：脘腹痞满不适，四肢沉重，自汗，倦怠，口淡，胃纳呆，时嗳气，舌质淡，脉濡细。

治疗：拟附子山萸汤加减 5 剂，每日 1 剂，水煎服。嘱其少吃寒凉瓜果、冰冻食品，多服苏叶、姜葱健胃之品。方药如下：

熟附子 15g^{先煎}　山茱萸 10g　半夏 10g　草果 10g

木瓜 15g　　乌梅 10g　丁香 10g　藿香 10g

党参 15g　　桂枝 10g　大枣 10g　干姜 3g

炙甘草 10g

二诊：2017 年 6 月 9 日。

刻诊：服药后上症明显好转，虚汗减少，上方加黄芪 15g 以善其后。

按语：患者出生于 1984 年，属土运太过之年，在2015 年发病，该年太阴湿土司天，太阳寒水在泉，就诊于 2017 年木运不及之年。《儒门事亲·运气歌》说："病如不是当年气，看与何年运气同。只向某年求治法，方知都在至真中。"所以就诊时的运气虽不是土运太过，但患者此时表现出的却较符合土运太过所具有的系列病机，《黄帝内经·素问》"气交变大论篇"中有记载，"岁土太过，雨湿流行，肾水受邪。民病腹痛……饮发中满食减，四肢不举"，所以附子山萸汤切中病机，疗效满意。

4. 眼肌痉挛

倪某，女，出生日期：1963 年 3 月 16 日。初诊日期：2017 年 8 月 2 日。

主诉：右眼睑反复跳动 3 月。

刻诊：右侧眼睑频繁跳动，日间发作数十次，每次发作约 1 分钟，情绪紧张较易诱发，伴左侧胸胁胀闷不舒，舌淡红，苔白，脉弦细。

治疗：拟苁蓉牛膝汤加减 5 剂，每日 1 剂，水煎服。方药如下：

肉苁蓉 30g	牛膝 15g	熟地 15g	当归 15g
白芍 12g	木瓜 20g	乌梅 20g	鹿角霜 15g
党参 15g	炙甘草 10g	佛手 10g	

二诊：2017 年 8 月 6 日。

刻诊：眼睑跳动明显改善，易醒，苔薄黄腻，上方加栀子 10g，5 剂，每日 1 剂，水煎服。

三诊：2017 年 8 月 12 日。

刻诊：瞬目好转，夜间近 3 点时易醒，醒后难以入睡。改用乌梅丸 5 剂治疗。

乌梅 20g	细辛 6g	肉桂 5g^{后下}	黄连 10g
黄柏 10g	当归 10g	党参 30g	干姜 5g

附子 10g　　花椒 3g^{先煎}　　甘草 10g

疗效：1 个月后随访，患者瞬目减少至每日不到 5
次，睡眠改善。

按语：2017 年为木运不及之年，临证所见属肝血不
足，筋膜失养，用运气方苁蓉牛膝汤加减治疗后瞬目好
转，三诊夜间 3 点易醒，厥阴欲解时，病在厥阴肝经，
选乌梅丸以善其后。

5. 经期延长

陈某，女，出生日期：1967 年 11 月 6 日。初诊日
期：2017 年 11 月 21 日。

主诉：月经延长半个月。

刻诊：月经量少淋漓，月经暗红，下腹坠胀，便溏，
舌淡红，苔白，脉沉迟。

治疗：拟备化汤合苁蓉牛膝汤加减 5 剂，每日 1 剂，
水煎服，嘱其忌服生冷寒凉之品。方药如下：

熟附子 15g　炮姜 10g　　茯苓 15g　　覆盆子 10g

木瓜 15g　　生地 15g　　牛膝 10g　　炙甘草 10g

肉苁蓉 10g　艾叶 10g

疗效：半月后随访，服 3 剂后月经停止，未见再
出血。

按语：患者出生于 1967 年 11 月，该年属木运不及，
太阳寒水在泉，在 2017 年又是木运不及之年发病，又逢

客气厥阴风木加临主气阳明燥金之际，容易因肝血亏虚寒凝胞宫，所以选用乙未年的运气方备化汤加苁蓉牛膝汤加减切中病机获效。

6. 咽痛

梁某，男，36 岁，初诊日期：2018 年 3 月 3 日。

主诉：咽痛 3 天。

刻诊：咽喉痛，胸闷，口干不欲饮，口黏腻舌红，苔黄腻，脉滑。近期应酬饮酒多。

治疗：拟甘露消毒饮 5 剂，每日 1 剂，水煎服。嘱其饮食清淡。方药如下：

茵陈 30g	滑石 15g	木通 10g	石菖蒲 10g
黄芩 15g	连翘 15g	射干 10g	薄荷 6g
白豆蔻 5g	藿香 10g		

疗效：3 剂后上症缓解，5 剂后诸症消失。

按语：2018 年火运太过，太阳寒水司天，适逢一之气主气是厥阴风木，客气是少阳相火发病，四诊资料也提示湿热为患，拟甘露消毒饮清热解毒、利湿化浊。

7. 重听

张某，男，28 岁，初诊日期：2018 年 2 月 23 日。

主诉：左耳重听 5 天。

病史：5 天前鼻塞、流黄涕、咽痛，左耳堵塞感，自服感冒药后上症好转，但左耳听力减退未见好转。

刻诊：左耳重听，咽干，间咳嗽，痰少难咯，胸痛，舌淡红，苔薄黄，脉略数。

治疗：拟麦门冬汤加减 3 剂，每日 1 剂，水煎服。嘱其饮食清淡。方药如下：

麦冬 30g　　　白芷 10g　　　半夏 10g　　　竹叶 10g

甘草 10g　　　桑白皮 15g　　紫菀 10g　　　太子参 10g

钟乳石 10g

二诊：2018 年 2 月 26 日。

刻诊：服药后咽干、咳嗽好转，痰易咯，左耳重听无明显缓解，咳时仍有胸痛。

治疗：上方加柴胡 15g、黄芩 15g，3 剂，水煎服。

疗效：共服 6 剂药后诸症缓解。

按语：2018 年中运属火运太过，四诊资料符合火运太过病机，首诊选用运气方麦门冬汤加减，二诊时因重听改善不明显，考虑发病适逢一之气主气是厥阴风木，客气是少阳相火加临，所以合小柴胡汤加减诸症缓解。

8. 痹症

毛某，男，出生日期：1968 年 9 月 27 日。初诊日期：2019 年 9 月 13 日。

主诉：右足第一跖趾关节肿痛 1 个月。

病史：有痛风史多年，1 个月前右足第一跖趾关节肿痛再发，服过西药止痛片、苯溴马隆，症状好转但反复，故求中药治疗。

刻诊：右足第一跖趾关节红肿热痛，口苦，便干不爽，舌淡红，苔黄腻，脉滑。

治疗：拟黄连温胆汤加减 5 剂，每日 1 剂，水煎服。方药如下：

黄连 15g　　竹茹 10g　　枳实 10g　　半夏 10g

茯苓 15g　　甘草 10g　　陈皮 6g　　　赤芍 10g

金钱草 15g　生姜 2 片

疗效：5 剂后患者右足第一跖趾关节无红肿，稍压痛，继续 5 剂，诸症缓解。

按语：患者 1968 年 9 月 27 日出生，中运火运太过，少阳相火司天，厥阴风木在泉，体质偏热，2019 年发病时运气是土运不及，少阳相火在泉，土虚不制水，病患之处正是太阴脾经所过之处，综合四诊资料，考虑湿热为病，选黄连温胆汤加减扶土制水，清热利湿获治。

9. 口糜

高某，男，60 岁，初诊日期：2020 年 3 月 18 日。

主诉：舌咽疼痛 1 周。

刻诊：右侧舌边绿豆大糜烂、咽颚黏膜黄豆大溃疡，局部红肿疼痛，烧灼感，伴口干口苦，舌红，苔黄腻，脉弦数。

治疗：拟小柴胡汤合正阳汤加减 6 剂，每日 1 剂，水煎服，方药如下：

旋覆花 10g	玄参 10g	桑白皮 10g	当归 6g
川芎 6g	白芍 10g	白薇 15g	甘草 10g
柴胡 20g	黄芩 20g	白茅根 30g	茯苓 30g

疗效：6 剂后，症状明显好转，继续服 3 剂巩固疗效。

按语：2020 年 3 月中旬发病，金运太过，少阴君火司天，阳明燥金在泉，3 月厥阴风木加临少阴君火，风火相扇，但见口苦、咽干，症属少阳病，舌咽为少阴经循经之地，故用正阳汤加小柴胡汤加减获效。

10. 头痛

刘某，男，58 岁，初诊日期：2020 年 3 月 19 日。

主诉：头胀痛不适 1 周。

刻诊：头胀，心烦失眠，伴口干，舌红，苔薄黄，脉弦细，血压 145/95mmHg。

治疗：拟正阳汤合天麻钩藤饮加减 3 剂，每日 1 剂，水煎服，方药如下：

旋覆花 10g	玄参 10g	桑白皮 10g	当归 6g
川芎 6g	白芍 10g	菊花 10g	甘草 10g
天麻 10g	钩藤 10g^{后下}	石决明 30g	茯神 20g

疗效：3 剂后，症状缓解，血压正常。

按语：患者年近六旬，肝肾不足，肝阳上亢，可见头胀、心烦失眠，伴口干、舌红，苔薄黄、脉弦细，加上 2020 年 3 月中旬发病，少阴君火司天，故用正阳汤加天麻钩藤饮加减获效。

11. 失眠

郭某，女，55 岁，初诊日期：2020 年 3 月 20 日。

主诉：失眠 2 周。

刻诊：失眠，伴口干、头胀、多梦，舌淡红，苔薄黄，脉弦滑。

治疗：拟小柴胡汤合正阳汤加减 3 剂，每日 1 剂，水煎服，方药如下：

柴胡 6g	黄芩 20g	旋覆花 10g	玄参 10g
桑白皮 10g	当归 5g	白芍 10g	生姜 3g
白薇 10g	川芎 6g	乌梅 10g	牡蛎 20g
甘草 12g			

疗效：3 剂后复诊，失眠、头胀明显缓解，见口干，上方去当归、川芎，加赤芍颗粒 10g，茯神颗粒 10g，4 剂巩固疗效。

按语：失眠乃神志病，心主神志，病位涉及少阴心经，适逢今年是少阴君火司天，发病时间 3 月属一之气厥阴风木加临，木生火，热扰心神，火热之邪耗伤津液，可出现失眠、口干、多梦等，故用小柴胡汤合正阳汤加减取效。二诊，患者仍口干，考虑中药颗粒偏燥，故去当归、川芎这两味温热药，改用赤芍、茯神凉血活血、养心安神以善其后。

12. 咳嗽

陈某，女，68 岁，初诊日期：2020 年 3 月 19 日。

主诉：咳嗽 1 周。

刻诊：咳嗽，痰黄白，质稠难咯，伴右侧胸疼痛，咳时胸痛明显，平素时有胃胀不适，舌淡红，苔黄腻，脉滑。

治疗：拟小柴胡汤合正阳汤加减 3 剂，每日 1 剂，水煎服，方药如下：

柴胡 20g	黄芩 20g	旋覆花 10g	玄参 10g
桑白皮 10g	川芎 6g	白芍 30g	生姜 3g
枳壳 10g	枳实 15g	白薇 20g	甘草 12g
丝瓜络 10g	佛手 10g	乌梅 10g	

二诊：2020 年 3 月 22 日。

刻诊：咳嗽、胸胁痛好转，痰易出，痰量减少，但胃脘胀闷隐痛，嗳气，舌淡红，苔腻，脉濡。

治疗：上方加减 3 剂，每日 1 剂，水煎服，方药如下：

柴胡 20g	黄芩 20g	旋覆花 10g	法夏 10g
桑白皮 10g	牡蛎 30g	白芍 30g	生姜 3g
紫苏叶 10g	五灵脂 10g		

疗效：1 周后咳嗽、胸痛、胃胀症状基本缓解。

按语：2020 年，庚子年，金运太过，少阴君火司天，阳明燥金在泉。3 月发病，主气是厥阴风木，症见胸胁痛，病变部位涉及少阳经脉循行部位，故选用小柴胡汤、正阳汤配合枳壳、枳实、丝瓜络、佛手加强疏解少阳获效，二诊胃脘胀闷隐痛，嗳气明显，考虑客气是太阳寒水加临，去较寒凉的玄参，改用温燥的法夏燥湿降逆消痞，防止损伤中阳，把川芎换为五灵脂加强温散寒邪、活血止痛，用牡蛎、乌梅收敛相火、降逆止咳，临床日见趋愈。

13. 腹泻

周某，女，出生日期：1984 年 7 月 11 日。初诊日期：2020 年 8 月 15 日。

主诉：反复腹泻半个月。

病史：半个月前因进食生冷之品出现腹痛腹泻，西医按急性肠炎治疗，用过左氧氟沙星治疗后，腹痛好转，但大便次数仍较多，每日 2～3 次，进食水果、蔬菜多点更易腹泻，大便稀溏，求中医治疗。

刻诊：精神疲倦，大便次数多，每日 2～4 次不等，大便稀溏，无黏液，无腹痛，无里急后重，口干不渴，纳差，舌淡，苔白，脉濡细。

治疗：拟附子山萸汤合黄芪建中汤 5 剂，每日 1 剂，水煎服，嘱其多吃姜葱、胡椒等温中之调味品，少吃生冷瓜果等寒凉食品，汤药如下：

熟附子10g^{先煎}　山茱萸 10g　　半夏 10g　　　肉豆蔻 5g

草果 10g　　　木瓜 15g　　丁香 5g　　　藿香 10g

黄芪 15g　　　桂枝 10g　　生姜 10g　　大枣 15g

炙甘草 10g

疗效：服药后大便基本成形，每日 1 次。守上方 3 剂巩固疗效。

按语：患者 2020 年 8 月 13 日发病，金运太过，阳明燥金在泉，主气、客气均为太阴湿土。太阴性湿，阳明性燥，燥湿调停在乎中气，中气衰，则阴阳不交而燥湿偏见。患者 1984 年出生土运太过，湿胜阳微，湿胜其燥，燥金化水而为寒则食减便滑，故选用附子山萸汤合黄芪建中汤加减，共奏温补中土、涩肠之功。

第四章 《黄帝内针》临床应用

一、《黄帝内针》 相关经络知识要点

针灸是我国特有的一种医疗方法，其针法有广泛的适应证，且副作用少，该技术以其简便验廉闻名于世。为了快速提高临床疗效，周师临证治疗中常针药并用，在针灸取穴法上则特别推崇使用《黄帝内针》的取穴方法，并在此基础上把董氏奇穴及性能特效穴融为一体，形成了自己的一套行针风格。怎样才能熟练掌握《黄帝内针》的选穴思路？周师建议要认真做好如下几点：

1. 熟悉常用经脉的行经路线

经脉是气血运行的主要通道，与脏腑有直接络属关系。临床工作中常从十二经脉中取穴，所以要熟悉十二经脉的行经路线。十二经脉包括六对同名经：手太阴肺经、足太阴脾经，手厥阴心包经、足厥阴肝经，手少阴心经、足少阴肾经，手阳明大肠经、足阳明胃经，手少阳三焦经、足少阳胆经，手太阳小肠经、足太阳膀胱

经。同名经可以同气相求，即病变在太阴肺经循经路线中，可在本经取穴获效，还可以在太阴脾经取穴，同样可以获效，反之亦然。

十二经脉在体表左右对称地分布于头面、躯干和四肢，纵贯全身。其大致分布规律为：

上肢和下肢：阳经在外侧，阳明在前，少阳在中，太阳在后；阴经在内侧，太阴在前，厥阴在中，少阴在后。但足厥阴肝经在足大趾至内踝上 8 寸一段走于足太阴脾经之前，至内踝上 8 寸才走到中间。

头部：阳明走前额，少阳走颞侧，太阳走后枕。六阳经均上头，故头为诸阳之会。

躯干：阴经走胸腹，阳经、阳明经走胸腹，少阳走胁肋，太阳走背腰。

此外也要熟悉任、督、冲、带等奇经八脉的循经路线。只要记住每条经线的三两个穴位，两点决定一条直线，取穴时离穴不离经，如确实记不牢穴位，可结合所在经线处局部阿是穴取穴，同样能获效，这是内针针法取穴的最大优势之处：高效简便，不需过度背大量穴位。

2. 掌握三焦划分办法

内针针法讲究同气相求，同气相求有两层含义：同名经同气相求（上面已阐述），还有就是同部位相求。内针把躯干、四肢均划分为三焦，具体如下：

（1）四肢三焦划分。上焦：上肢腕部、下肢踝部；中焦：上肢肘部、下肢膝部；下焦：上肢肩髈部、下肢胯部。

（2）躯干三焦划分。上焦：前面鸠尾穴以上，即剑突下0.5寸以上部位，后面至阳穴（第七胸椎棘突下凹陷中）以上，相当于肩胛骨下缘以上部位；中焦：前面鸠尾穴与神阙穴之间部位，后面至阳穴至命门穴（第二腰椎棘突下凹陷中）之间部位；下焦：前面神阙穴以下部位，后面至阳穴以下部位。三焦划分是相对的，每个部位都可无限分上中下。

凡是病位在上焦的均可在相应的上焦腕部、踝部取穴；病位在中焦的，均可在相应的中焦肘部、膝部取穴；如果病变在躯干下焦部位，通过下病上取，阴阳倒换求，仍然可以在上焦腕部、踝部取穴，同样可以获效。

3. 熟悉经络 + 三焦同气取穴操作常用穴位

手足太阳经（同气）

手太阳小肠经	上焦（腕）	阳谷、后溪、支正	足太阳膀胱经	上焦（踝）	昆仑、申脉、跗阳
	中焦（肘）	小海		中焦（膝）	委中
	下焦（肩）	肩贞		下焦（胯）	承扶

手足阳明经（同气）

手阳明大肠经	上焦（腕）	阳溪	足阳明胃经	上焦（踝）	解溪、陷谷、内庭
	中焦（肘）	曲池		中焦（膝）	足三里、犊鼻
	下焦（肩）	肩髃		下焦（胯）	髀关

手足少阳经（同气）

手少阳三焦经	上焦（腕）	阳池、外关、中渚	足少阳胆经	上焦（踝）	足临泣、悬钟、丘墟
	中焦（肘）	天井		中焦（膝）	膝阳关、阳陵泉
	下焦（肩）	肩髎		下焦（胯）	环跳

手足少阴经（同气）

手少阴心经	上焦（腕）	神门、通里	足少阴肾经	上焦（踝）	太溪、三阴交、照海
	中焦（肘）	少海		中焦（膝）	阴谷
	下焦（肩）	极泉		下焦（胯）	长强旁开0.5寸

手足太阴经（同气）

手太阴肺经	上焦（腕）	太渊、经渠、列缺	足太阴脾经	上焦（踝）	商丘、三阴交
	中焦（肘）	尺泽		中焦（膝）	内膝眼、阴陵泉
	下焦（肩）	肩髃前二横指		下焦（胯）	冲门

手足厥阴经（同气）

手厥阴心包经	上焦（腕）	大陵、内关、劳宫	足厥阴肝经	上焦（踝）	中封、中都、太冲
	中焦（肘）	曲泽		中焦（膝）	曲泉、膝关
	下焦（肩）	腋前大筋		下焦（胯）	阴廉

4. 总结针刺选穴临床思路

（1）识证（症）：确定上、中、下三焦病位，根据病灶所处经络循行路径进行六经辨识，"观其脉证，知犯何逆，随证治之"。

（2）取穴法则遵循《黄帝内针》四总则：

①上病下取，下病上取；

②左病右治，右病左治；

③同气相求；

④阴阳倒换求。

（3）取穴要求：按内针要求，安全为要，取穴一般在肘膝关节以下。疾病难分左右，一般男左女右取穴。经络同气与三焦同气联系一起取穴往往有较好疗效，下针后，适当捻针可加强疗效，但患者怕痛不捻针也行，但要重视动气，即让患者配合运动患处，导引经气流通以增强疗效。

二、医案选录

1. 失眠

王某，女，49岁，初诊日期：2019年10月16日。

主诉：失眠半年。

刻诊：每晚凌晨3点醒来，醒后再难入睡，伴脱发，月经常推迟、量少，口淡不渴，舌淡红，苔薄白，脉沉细。

审穴思路：

（1）确定三焦经络病位：脱发、失眠病变在头部，病位在上焦；失眠乃阳不入阴，阴阳失调，人体最大的一对阴阳是任脉和督脉，另外肾藏精，其华在发，发为血之余，所以病变经络涉及任督二脉、少阴经、阳明经。

（2）上下、左右法则应用：上病下取，分不清左右病变，则男左女右取穴。

处方穴位：右侧：列缺、后溪、神门、灵谷、大白、白会，留针 45 分钟，一周针 5 次为 1 个疗程，下针后嘱咐其腹式呼吸调理气息。

疗效：针刺 1 个疗程后，睡眠时间延长，醒后也易入睡。2 周后脱发也减少，近 3 个月来患者病情稳定，仍坚持针灸调理身体。

按语：患者凌晨 3 点易醒，是太阴肺经主令之时，取列缺穴，该穴在肺经上，又通任脉以阴引阳；后溪穴通督脉，以阳引阴；灵谷穴、大白穴是董氏奇穴，在阳明经上，为补气血特效穴，以助生发；百会穴在督脉上，是治疗失眠经验穴。因涉及少阴肾经，同气相求，为方便取穴，取腕部少阴心经的神门穴以交通心肾，调理阴阳。

2. 头部胀麻

倪某，男，64 岁，初诊日期：2019 年 11 月 9 日。

主诉：反复右侧头部胀麻不适 3 个月，曾到三甲医院及本院多次就诊，用过西药、中药内服治疗，疗效不满意。

刻诊：右侧头部反复胀麻、昏沉，口稍干，舌质暗，苔薄，脉沉弦。

审穴思路：

（1）确定三焦经络病位：右侧头部胀麻，据内针理论病位在上焦，该病位经络循行主要有少阳经、阳明经、督脉。

（2）上下、左右法则应用：上病下取，右病左取。

处方穴位：

左上肢：中渚、外关、后溪、合谷、曲池。

左下肢：丘墟、悬钟、百会、解溪、足三里。

上下肢穴位隔日交替针刺，在选取的穴位局部揣穴，在麻胀痛明显处进针，留针不少于 30 分钟，一般 45 分钟，下针后嘱患者稍抬头，左右两边往返轻轻转动。

复诊：2019 年 11 月 11 日。

刻诊：第 1 天针后患者自觉舒服，第 3 天复诊诉右边头胀麻消失了，但出现左边头痛不适。

取穴：上述穴位不变，左病右取。隔日手脚交替针刺。

疗效：前后共针 6 次，头部不适完全缓解，随访 2 个月未复发。

按语：该患者头痛部位病在上焦，病变涉及少阳经、阳明经、督脉，根据"经络所过，主治所及"的原理，上肢少阳经取中渚穴、外关穴，阳明经取合谷穴、曲池穴，后溪穴可通督脉。另外因同气相求，有求必应，下肢的少阳经取丘墟穴、悬钟穴，阳明经取解溪穴、足三里穴，百会穴属督脉穴。为增加患者依从性，上下肢两组穴位隔日交替针刺，均获良效。

3. 痛经

杨某，女，64 岁，初诊日期：2019 年 11 月 11 日。

主诉：下腹坠痛 3 天。患者有痛经史，3 天前月经来潮，下腹坠痛难忍，求打针治疗。

刻诊：面色发青，下腹坠痛，坐立不安，手脚发凉，舌质暗，脉沉弦。

审穴思路：

（1）确定三焦经络病位：少腹痛，据内针理论病位在下焦，该病位循行的经络主要有任脉、少阴肾经、阳明经、厥阴经。

（2）上下、左右法则应用：下腹痛病在下焦，据内针理论，可以阴阳倒换求，下病上取，下焦病可换至上焦取穴。

处方穴位：左上肢：列缺、合谷、曲池、内关，左下肢：足三里。留针 45 分钟，嘱咐下针后轻揉下腹部。

疗效：针后腹痛立减。

按语：内针取穴法则安全、简单、高效，但有时觉针感不强，周师有时会根据前人经验取特定穴，足三里穴为专治腹痛要穴。四诊合参，患者气血不足，阳明经多气多血，又加取曲池穴，加强通利阳明经气。但取穴一般仍遵循以肘膝关节以下为主的原则。

4. 头痛

王某，女，36 岁，初诊日期：2019 年 11 月 13 日。

主诉：反复左侧头部胀痛 1 周。患者有偏头痛史，1 周来左侧头部胀痛，服止痛片后缓解几小时又再发，求开止痛片。

刻诊：左侧头部持续胀痛，时恶心，影响睡眠，烦躁，舌质淡红，脉弦滑。

审穴思路：

（1）确定三焦经络病位：左侧头部胀痛，病位在上焦，该病位循行的经络主要有少阳经、阳明经、督脉。

（2）上下、左右法则应用：上病下取，左病右取。

处方穴位：右上肢：中渚、外关、后溪、合谷、曲池、风池、百会，留针 45 分钟，嘱咐其闭目养神，轻轻左右往返转动头部。

疗效：针后头痛消失。该患者未服任何药，随访 1 个月未复发。

按语：内针取穴简单，疗效确切，不用死背过多穴位，针对了，作用就有了，正如《黄帝内经》所言"犹拔刺也，犹雪污也，犹解结也，犹决闭也"，真实不虚。

5. 过敏性鼻炎

陈某，男，78 岁，初诊日期：2019 年 12 月 3 日。

主诉：反复喷嚏、流涕 10 年，加重 1 个月。10 年来反复喷嚏、流涕，用过中西药治疗疗效不显著，反复发作。近 1 个月来，晨起喷嚏、流清涕每日必发，伴恶寒，口淡，苔白厚腻，脉濡细。

审穴思路：

（1）确定三焦经络病位：喷嚏、流涕病在上焦，症属太阴肺经病变，而鼻子又是督脉所过之处，阳明经循经部位。

（2）上下、左右法则应用：男左女右，上病下取。

处方穴位：左上肢：大骨空、合谷、列缺、百会。

留针 45 分钟，嘱咐其闭目养神，吐纳调息。一周针 5 次为 1 个疗程。另外左侧鼻唇沟局部怒张脉络局部刺络放血 1 次，并配合口服中药麻黄附子细辛汤加减治疗 1 周，嘱其晨起时注意捂鼻保暖几分钟，活动开后才不用捂鼻子。

疗效：针刺 2 个疗程后，喷嚏、流涕日渐减少，2 周后上症基本缓解。

按语：患者喷嚏频频，并流清涕。病属上焦，鼻为肺之窍，加上年迈体虚，阳虚不固卫表，正虚邪恋，故取多气多血的阳明经合谷穴，督脉中诸阳之会的百会穴，配合大骨空穴、列缺穴通利肺经，局部刺络放血，扶正祛邪以善其后。

6. 妊娠感冒

王某，女，30 岁。初诊日期：2019 年 12 月 10 日。

主诉：孕 12 周，咳嗽、发热 2 天。

刻诊：头痛，鼻塞，咽痛，咳嗽，恶寒，发热（体温 37.8℃），全身酸痛，舌质淡红，苔薄黄，脉浮滑。

审穴思路：

（1）确定三焦经络病位：鼻塞、咽痛、咳嗽病位主要在上焦，该病位循行的经络主要有少阳经、阳明经、督脉、任脉。

（2）上下、左右法则应用：上病下取，男左女右（症状无明显左右之分，一般男左女右取穴）。

处方穴位：左上肢：中渚、合谷、曲池、列缺、后溪。留针 45 分钟，嘱咐其闭目养神，调理气息。配合中药小柴胡汤加减 3 剂煎服。

疗效：3 天后诸症消失。

按语：周师对于孕妇患病，下药分量历来小心，一般比平时减少四分之一或三分之一分量，并嘱咐其汤药分三次服，间隔 2 小时服一次，一旦不适立即停服余下药物。并喜欢配合针灸治疗激发患者的自愈能力。对于该类患者，取穴应尽量精少，对于比较紧张的患者，可令其平卧取穴，必要时取较细的 0.18 寸的针具，防止患者出现晕针等不适，引发胎动。该病症涉及少阳经、阳明经、督脉、任脉，分别取各经脉对应的中渚穴、合谷穴、列缺穴、后溪穴而获效，另外阳明经的曲池穴是退热特效穴，可增强疗效。

7. 眼肌痉挛

钟某，女，53 岁，初诊日期：2019 年 12 月 2 日。

主诉：反复左侧眼睑肌肉抽动 5 年，加重半年。5 年前患者无明显诱因出现左侧眼睑肌肉间歇性抽搐，曾到医院就诊用过针灸，服过中药、西药，疗效不满意，上症反复发作，近半年明显加重。

刻诊：左侧颜面部肌肉频繁抽动，以左侧眼轮匝肌、口角肌肉明显，几乎 3～5 秒钟就抽动一次，紧张、疲劳加重，入睡后停止，伴胃脘隐痛，时嗳气，舌淡红，苔腻，脉弦细。

审穴思路：

（1）确定三焦经络病位：左侧面肌痉挛，病变部位在上焦，涉及阳明经、少阳经、督脉，胃脘不适涉及中焦部位。

（2）上下、左右法则应用：上病下取，左病右治。

处方穴位：右侧取穴：头维、地仓、四白、百会、合谷、中渚、手三里、曲池、足三里，隔日行针 1 次，行针 7 次为 1 个疗程，每次留针 45 分钟，嘱咐其闭目养神，左手轻按揉搓左侧面部、眼睑肌肉。

疗效：针 7 次后，患者左侧面部肌肉抽搐明显好转，发作频率由原来的几秒钟一次，变为 2~3 小时一次，继续针灸巩固 2 个疗程。

按语：患者年过五旬，七七四九天癸绝，脉弦细，提示气血亏虚、肝气郁结。病变涉及阳明经、少阳经，加上平素脾虚胃胀隐痛，病及上焦、中焦，所以左病右取，选取阳明经穴头维、地仓、四白、合谷、手三里、曲池、足三里补益气血，选取少阳经穴中渚疏利气机、通利经脉，百会穴升阳举陷，最终获效。

8. 外感发热

李某，男，57 岁，初诊日期：2020 年 2 月 3 日。

主诉：反复低烧 1 个月。1 个月来患者反复低烧，时伴咳嗽，痰少，恶寒，胸部 CT 提示：肺部有结节病变。新冠肺炎核酸检查阴性，曾到本院多次就诊，用过抗生素、小柴胡汤、三仁汤加减，咳嗽好转，但仍低烧。

刻诊：晡时潮热，体温 37.4℃，晨起体温正常，伴恶寒，心烦失眠，咽干，舌淡红，苔黄腻，脉浮。

审穴思路：

（1）确定三焦经络病位：患者发热恶寒休作有时，病位涉及少阳经，晡时潮热涉及阳明经。咳嗽涉及太阴肺经，并属上焦病变。

（2）上下、左右法则应用：上病下取，男左女右取穴。

处方穴位：少商、商阳放血，针刺合谷、外关、中渚、列缺。留针 45 分钟，嘱咐其做腹式呼吸，调理气息。中药仍然用小柴胡汤加减，柴胡量用至 30g。

疗效：服药 3 剂加 1 次针灸放血治疗后，上症完全缓解，1 个月来未见复发。

按语：本患者少阳、阳明合病，故取少商穴、商阳穴放血退热，并继续在少阳经、阳明经上取合谷穴、外关穴、中渚穴留针，另外咳嗽乃太阴肺经病症，所以针刺上焦腕部列缺穴加强通利经脉。本病例提示我们针药并用疗效显著。

9. 腰痛

田某，女，78 岁，初诊日期：2020 年 5 月 14 日。

主诉：腰痛 3 天。

刻诊：腰部疼痛，疼痛向右侧臀腿放射，活动受限，轮椅推来就诊。有糖尿病、冠心病、高血压病史。

审穴思路：

（1）确定三焦经络病位：患者右侧腰腿痛，病位主要涉及督脉、太阳经，病属下焦病变。

（2）上下、左右法则应用：下病上取，阴阳倒换求。

处方穴位：针刺左侧分白、下白、灵骨、大白、百会、后溪，留针 40 分钟，并嘱其配合挺腰，轻轻左右扭动腰部，活动患处。

疗效：针后立即见腰痛好转，不用坐轮椅。

按语：患者腰部病变部位为督脉、太阳经所过之处，属下焦病，下病上取，可在手腕上焦取穴，故取督脉的百会穴、太阳经的后溪穴；另外考虑患者年迈体衰，取多气多血的阳明经的灵骨穴、大白穴补气血，并结合董氏的治疗腰痛特效穴——分白、下白两穴，诸穴合用补益气血、通利经脉，快速奏效。

10. 水肿

李某，男，80 岁，初诊日期：2020 年 6 月 4 日。

主诉：双下肢浮肿 1 个月，朝轻暮重，伴口干，较烦躁，记忆力减退，无气促乏力，有高血压、血管性痴呆病史。入院后用口服利尿剂无明显疗效，舌红少苔，脉细涩。

审穴思路：

（1）确定三焦经络病位：双下肢膝以下浮肿，病位涉及阳明经、少阴经、太阴经、太阳经，病属上焦。

（2）上下、左右法则应用：下病上取，男左女右。

处方穴位：取平卧位，针刺左手灵骨、大白，左足太溪、昆仑、足三里、地机、三阴交，留针 40 分钟。

疗效：三天后，双下肢浮肿明显好转，停用几天利尿剂，继续配合中药治疗，未见复发，一周后带中药出院巩固疗效。

按语：患者年迈体虚，四诊资料提示气阴两虚、水湿内停。因气虚无力运行，津液不化，水湿内停出现浮肿、口干等症，选取阳明经灵骨穴、大白穴、足三里穴补益气血，推动气机，运行津液，选取太溪穴、昆仑穴、地机穴、三阴交穴调理肺、脾、肾，通调三焦，虽然未取太阴肺经穴位，但足太阴脾经与手太阴肺经可以同气相求，因此上、中、下三焦疏通，水道通调，水肿自消。

11. 项痹

梁某，男，56 岁，初诊日期：2020 年 7 月 9 日。

主诉：左侧颈肩背部反复酸痛不适 3 个月，按摩理疗过，疗效不满意。伴口稍干，失眠，舌质暗苔薄，脉沉弦。

审穴思路：

（1）确定三焦经络病位：左侧颈肩背部酸痛，据内针理论病位在上焦，该病位循行的经络主要有少阳经、阳明经、督脉。

（2）上下、左右法则应用：上病下取，左病右取。

处方穴位：右上肢：中渚、外关、后溪、百会、合谷、手三里、风池。

在选取的穴位局部揣穴，在麻胀痛明显处进针，不捻针，留针不少于 30 分钟，一般 45 分钟，下针后嘱咐患者稍抬头，左右两边往返轻轻运动。

疗效：针后左侧颈项部酸痛不适明显好转。

按语：该患者左侧颈项不适，按内针理论病在上焦，左病右治，重点在右侧腕部及头项部取穴，病变涉及少阳经、阳明经、督脉所过之处，故取中渚、外关、后溪、百会、合谷、手三里、风池，留针45分钟，并嘱患者转头动气，引导经气到患处获效。

12. 绝经前后诸症

梁某，女，50岁，初诊日期：2020年5月9日。

主诉：失眠、潮热、脱发3个月。

刻诊：面色萎黄少光泽，失眠，烦躁，易脱发，潮热，自汗，舌红少苔，脉细弦。绝经1年。

审穴思路：

（1）确定三焦经络病位：患者天癸绝，元气亏虚，兼有烦躁、脱发、面色萎黄，病变经络主要涉及厥阴经、少阴经、督脉、阳明经。

（2）上下、左右法则应用：男左女右取穴。

处方穴位：右侧肢体：灵骨、大白、内关、百会、太冲、太溪、足三里、三阴交。

下针后嘱咐患者做吐纳呼吸，调息运行气机，留针45分钟，一周针5次为1个疗程，连续4个疗程。并嘱咐患者适当多吃富含钙质的食物，并坚持适当日照。

疗效：4 个疗程后，患者睡眠、脱发诸症改善。

按语：中医辨证方法较多，有脏腑辨证、六经辨证、三焦辨证、八纲辨证等，可以通过脏腑之间的表里络属关系或五行理论的相生相克原理等互相参合，最后回归六经取穴而获效。本病因患者已是七七天癸绝年龄，元气大亏，而脾肾乃先天、后天之本，故取穴时选取少阴经、阳明经大补元气，另外心主神志，配合厥阴经取穴，百会又是诸阳之会，以阳引阴，诸穴合用气血双补、宁心安神而获效。

13. 胃脘痛

肖某，女，30 岁，初诊日期：2020 年 7 月 9 日。

主诉：上腹胀痛 1 天。

刻诊：神疲，面色发青，胃脘持续隐痛不适，痛连右侧胸胁，嗳气，吞酸，舌淡红，苔厚腻，脉弦。

审穴思路：

（1）确定三焦经络病位：胃脘病变在中焦，病变主要是任脉、阳明经、少阳经、厥阴经循经之处。

（2）上下、左右法则应用：右病左治。

处方穴位：左侧肢体：中渚、合谷、内关、列缺、太冲、足三里、三阴交。下针后嘱患者轻揉患处，留针 45 分钟。

疗效：针后腹痛立即减轻，嘱其口服中成药摩罗丹巩固疗效。

按语：《黄帝内针》是不折不扣的六经辨证，针法不过度追求捻、按、提、插等补泻手法，下针后留针即可，不增加患者痛苦，但重视动气，活动患处引导气机通利经脉。抓住患处所在经络，循经取穴，遵循上病下治、下病上治、左病右治、右病左治的原则，在治疗许多痛症方面，真是效如桴鼓。

14. 面瘫

徐某，女，42 岁，初诊日期：2020 年 5 月 19 日。

主诉：左侧面瘫 3 天。

刻诊：神疲，声低懒言，左侧闭目不全，口角下垂，鼓腮无力，3 天前左耳后隐痛，现已缓解，便溏，舌淡红，苔白腻，脉沉细。既往有两次面瘫史，治疗后基本恢复。

审穴思路：

（1）确定三焦经络病位：面瘫病在头面，病位在上焦，病变主要是督脉、阳明经、少阳经循经之处。

（2）上下、左右法则应用：左病右治，上病下治。

处方穴位：右侧肢体：中渚、灵骨、大白、风池、头维、四白、颊车、百会、地仓。

下针后嘱咐患者轻轻按摩患处，留针 45 分钟，一周针 5 次为 1 个疗程，4 个疗程。并口服补中益气丸、痹祺胶囊。

疗效：针 4 个疗程后，左侧面瘫明显好转，8 个疗程后面瘫基本复原。

按语：患者本次是第三次面瘫，仍能基本复原实属不易。因患者颜面病变乃阳明经所过，所以在该经上取手腕部的灵骨穴、大白穴，头部的头维穴、四白穴、颊车穴，配合督脉的百会穴补益气血，开始发病有左耳后隐痛史，该处乃少阳经所过之处，取中渚穴、风池穴通利经脉。考虑"正气存内，邪不可干"，配合补中益气丸、痹祺胶囊补气活血通络，加快康复。

15. 咳嗽

朱某，女，38 岁，初诊日期：2020 年 6 月 9 日。

主诉：反复咳嗽 2 年加重 1 周。

刻诊：形体肥胖，咽痒、干咳频繁，影响睡眠，就诊期间几乎 3 ~ 5 分钟就呛咳几下，喷嚏，流涕，背寒恶风，口淡不渴，曾用过中西药治疗，上症无明显缓解，舌淡红苔白，脉浮紧。有哮喘史。

审穴思路：

（1）确定三焦经络病位：咳嗽病在上焦，并见恶风、肥胖，病变经络与太阴经、少阴经、太阳经、督脉、任脉、阳明经有关。

（2）上下、左右法则应用：男左女右取穴。

处方穴位：右侧肢体：合谷、内关、列缺、后溪、百会、尺泽、太溪、昆仑、足三里、三阴交。

下针后嘱咐患者做吐纳呼吸，调息运行气机，留针45分钟，并拟麻黄汤、麻黄附子细辛汤加减中药三剂煎服。

疗效：留针45分钟期间未闻及咳嗽声，患者非常满意。三天后复诊，咳嗽明显减少，不影响睡眠。

按语：该患者虽是因咳嗽前来就诊，而现代医学认为这种咳嗽当属变异性哮喘，属中医哮证、喘咳之病，病位在胸，属上焦病变，循行胸部经脉较多，任脉、少阴经、阳明经均有循及，背寒涉及督脉、太阳经脉不利，所以循经取穴，后溪穴属太阳经并通督脉，列缺穴属太阴经并通任脉，其他穴位也是循经取穴以扶正祛邪，通利经脉，并配合麻黄汤、麻黄附子细辛汤加减，针药并用快速获效。

第五章　中医体质居家调理养生

一、体质概述

体质，即身体素质，是指人体秉承先天（指父母）遗传，并受到后天多种因素的影响，所形成的与自然、社会环境相适应的功能及形态上相对恒定的固有特性。正所谓一方水土养一方人，现代环境地质学研究表明：在地质历史的发展过程中，逐渐形成了地壳表面元素分布的不均一性，这种不均一性在一定程度上影响和控制着世界各地区人类的发育，形成了人类明显的地区性差异。

中医从古代的《黄帝内经》起就有关于体质的记录，经历代研究，延续至今，可谓历史悠久。2009 年 4 月 9 日，《中医体质分类与判定》标准正式发布，该标准是我国第一部指导和规范中医体质研究及应用的文件，旨在为体质辨识及与中医体质相关的疾病的防治、养生保健、健康管理提供依据，使体质分类科学化、规范化。根据临床上的症候表现、脉象、舌苔情况，将中医体质划分为：正常质（平和质）、阴虚质、阳虚质、气虚质、血瘀质、痰湿质、湿热质、气郁质、特禀质九种体质，可以通过识别中医体质，采取相应的防治措施，以便科学养生，达到未病先防，既病防变，病愈防复的目的。

二、中医体质辨识

1. 平和质 A 型

（1）总体特征：阴阳气血调和，以体态适中、面色红润、精力充沛等为主要特征。

（2）形体特征：体形匀称健壮。

（3）常见表现：面色、肤色润泽，头发稠密有光泽，目光有神，鼻色明润，嗅觉通利，唇色红润，不易疲劳，精力充沛，耐受寒热，睡眠良好，胃纳佳，二便正常，舌色淡红，苔薄白，脉和缓有力。

（4）心理特征：性格随和开朗。

（5）发病倾向：平素患病较少。

（6）对外界环境适应能力：对自然环境和社会环境适应能力较强。

2. 气虚质 B 型

（1）总体特征：元气不足，以疲乏、气短、自汗等气虚表现为主要特征。

（2）形体特征：肌肉松软不实。

（3）常见表现：平素语音低弱，气短懒言，容易疲乏，精神不振，易出汗，舌淡红，舌边有齿痕，脉弱。

（4）心理特征：性格内向，不喜冒险。

（5）发病倾向：易患感冒、内脏下垂等病；病后康复缓慢。

（6）对外界环境适应能力：不耐受风、寒、暑、湿邪。

3. 阳虚质 C 型

（1）总体特征：阳气不足，以畏寒怕冷、手足不温等虚寒表现为主要特征。

（2）形体特征：肌肉松软不实。

（3）常见表现：平素畏冷，手足不温，喜热饮食，精神不振，舌淡胖嫩，脉沉迟。

（4）心理特征：性格多沉静，内向。

（5）发病倾向：易患痰饮、肿胀、泄泻、胃痞、四肢远端发凉等病；感邪易从寒化。

（6）对外界环境适应能力：耐夏不耐冬，易感风、寒、湿邪。

4. 阴虚质 D 型

（1）总体特征：阴液亏少，以口燥咽干、手足心热等虚热表现为主要特征。

（2）形体特征：体形偏瘦。

（3）常见表现：手足心热，口燥咽干，鼻微干，喜冷饮，大便干燥，舌红少津，脉细数。

（4）心理特征：性情急躁，外向好动，活泼。

（5）发病倾向：易患虚劳、失精、不寐等病，感邪易从热化。

（6）对外界环境适应能力：耐冬不耐夏，不耐受暑、热、燥邪。

5. 痰湿质 E 型

（1）总体特征：痰湿凝聚，以形体肥胖、腹部肥满、口黏苔腻等痰湿表现为主要特征。

（2）形体特征：体形肥胖，腹部肥满松软。

（3）常见表现：面部皮肤油脂较多，多汗且黏，胸闷，痰多，口黏腻或甜，喜食肥甘甜黏，苔腻，脉滑。

（4）心理特征：性格偏温和、稳重，多善于忍耐。

（5）发病倾向：易患消渴、中风、胸痹等病。

（6）对外界环境适应能力：对梅雨季节及湿重环境适应能力差。

6. 湿热质 F 型

（1）总体特征：湿热内蕴，以面垢油光、口苦、苔黄腻等湿热表现为主要特征。

（2）形体特征：形体中等或偏瘦。

（3）常见表现：面垢油光，易生痤疮，口苦口干，身重困倦，大便黏滞不畅或燥结，小便短黄，男性易阴囊潮湿，女性易带下增多，舌质偏红，苔黄腻，脉滑数。

（4）心理特征：容易心烦急躁。

（5）发病倾向：易患疮疖、黄疸、热淋等病。

（6）对外界环境适应能力：对夏末秋初湿热气候，湿重或气温偏高环境较难适应。

7. 血瘀质 G 型

（1）总体特征：血行不畅，以肤色晦暗、舌质紫黯等血瘀表现为主要特征。

（2）形体特征：胖瘦均见。

（3）常见表现：肤色晦暗，色素沉着，容易出现瘀斑，口唇黯淡，舌黯或有瘀点，舌下络脉紫黯或增粗，脉涩。

（4）心理特征：易烦，健忘。

（5）发病倾向：易患症瘕及痛证、血证等。

（6）对外界环境适应能力：不耐受寒邪。

8. 气郁质 H 型

（1）总体特征：气机郁滞，以神情抑郁、忧虑脆弱等气郁表现为主要特征。

（2）形体特征：形体瘦者为多。

（3）常见表现：神情抑郁，情感脆弱，烦闷不乐，舌淡红，苔薄白，脉弦。

（4）心理特征：性格内向不稳定，敏感多疑。

（5）发病倾向：易患脏躁、梅核气、百合病及郁证等。

（6）对外界环境适应能力：对精神刺激适应能力较差；不适应阴雨天气。

9. 特禀质 I 型

（1）总体特征：先天失常，以生理缺陷、过敏反应等为主要特征。

（2）形体特征：过敏体质者一般无特殊；先天禀赋异常者或有畸形，或有生理缺陷。

（3）常见表现：过敏体质者常见哮喘、风团、咽痒、鼻塞、喷嚏等；患遗传性疾病者有垂直遗传、先天性、家族性特征；患胎传性疾病者具有母体影响胎儿个体生长发育及相关疾病特征。

（4）心理特征：随禀质不同情况各异。

（5）发病倾向：过敏体质者易患哮喘、荨麻疹、花粉症及药物过敏等；遗传性疾病如血友病、先天愚型等；胎传性疾病如五迟（立迟、行迟、发迟、齿迟和语迟）、五软（头软、项软、手足软、肌肉软、口软）、解颅、胎惊等。

（6）对外界环境适应能力：适应能力差，如过敏体质者对易致过敏季节适应能力差，易引发宿疾。

三、按体质分类科学调养

北京中医药大学倪诚教授认为：体质是可以调整的。体质既禀成于先天，亦关系于后天。体质的稳定性由相似的遗传背景形成，年龄、性别等因素也可使体质表现出一定的稳定性。然而，体质的稳定性是相对的，个体在生长壮老的生命过程中，受环境、精神、营养、锻炼、疾病等内外环境中诸多因素的影响，体质会发生变化。体质只具有相对的稳定性，同时具有动态的可变性。这种特征是体质可调的基础。

A 型：平和质。这种阴阳相对均衡的体质，适应能力强，调养重点重视调中，以平为贵，过犹不及。

（1）饮食调理：饮食结构上，酸、甜、苦、辣均可品尝，但不能挑吃偏食，营养均衡，避免过饱过饥及过吃辛辣厚味之品，这样才能保持机体阴阳平衡。

（2）起居调摄：平和心态，知足常乐，恬淡虚无，精神内守。规律作息，劳逸结合，不宜食后即睡，睡眠注重质量，并根据年龄及身体状况等适度运动。

（3）运动保健：每天坚持适量运动，量力而为。

（4）穴位保健：可经常按揉足三里穴或手三里穴，每次按揉 10 ~ 15 分钟，至穴位有酸胀感为度。

B 型：气虚质。此体质调养以补气为主。

（1）饮食调理：多食具有健脾益气功效的食物，如鸡肉、牛肉、桂圆、粳米、小米、黄豆、大枣、大麦、淮山、胡萝卜等；少食蓊菜、生萝卜等耗气食物；食用寒凉、肥腻的食物也要节制，以免重伤阳气损伤脾胃，运化失职，痰湿内生。

（2）起居调摄：避免劳神熬夜，运动出汗时注意避受风寒，保持充足睡眠。

（3）运动保健：避免剧烈运动，可选择散步、八段锦、太极拳等柔缓的运动。

（4）穴位保健：每日按揉气海穴、神阙穴、关元穴，每穴 10～15 分钟，艾条温灸，或艾草浴足效果更好。

C 型：阳虚质。这种畏寒体质调养以温补阳气为主。

（1）饮食调理：可多食韭菜、胡椒、山奈、肉桂、大蒜、生姜、洋葱等温阳之物，有条件的可以多食冬虫夏草、红参等。盛夏勿过食田螺、螃蟹、火龙果、西瓜、梨、绿豆、海带、苦瓜、金银花、冷冻饮料等寒凉食物和茶饮。推荐药膳：姜醋猪脚汤、当归生姜羊肉汤。

（2）起居调摄：日常起居注意护足保暖，睡前浴足。

（3）运动保健：阳虚体质要加强体育锻炼，所谓"动则生阳"。宜在阳光充足的环境下进行户外活动，如快步走、慢跑、太极拳、八段锦、五禽戏、球类活动、舞蹈等；注意保暖，避免在风寒湿冷的环境中锻炼。亦可常作日光浴、泥热浴，强壮卫阳。勿在外露宿，睡眠时避免寒风直吹。

（4）穴位保健：每周温灸关元穴、涌泉穴、神阙穴、命门2次。或常用掌根揉关元穴，配合摩擦两侧命门穴，每天1~2次。

D型：阴虚质。 此体质调养应以滋阴润燥为主。

（1）饮食调理：阴虚多口干、便干，宜选用甘凉滋润、生津止渴的食物，多吃性味偏凉的蔬菜瓜果或含纤维素及维生素多的食物，如鸭肉、百合、沙参、葛根、荸荠、银耳、白菜、黄瓜、苦瓜、梨等。少食辛辣厚味的食物以防耗损人体津液。推荐药膳：雪梨银耳瘦肉汤、莲子百合煲瘦肉、银耳沙参红枣羹等。

（2）起居调摄：起居有规律，环境宜安静；入夜后少饮茶，少聊天，锻炼活动微微出汗即可，不宜泡桑拿、泡温泉；注意防晒；少与人争执，以免心烦易怒。

（3）运动保健：不宜进行较大强度的运动锻炼，避免出汗过多，也不适宜在夏天或闷热的环境中运动；少参加脑力竞赛类活动。

（4）穴位保健：每天指揉三阴交穴、内关穴、太溪穴，每次10~15分钟。

E型：痰湿质。 易导致肥胖、痤疮、大便溏，调养应注意健脾利湿。

（1）饮食调理：口味应清淡；适当偏温燥，确实肥胖者建议坚持轻断食，不吃夜宵；多吃健脾祛湿的食物，如冬瓜、白萝卜、芡实、莲子、薏仁、赤小豆、紫菜、鲫鱼、泥鳅等；少食肥腻及甜腻过咸的食物，少食寒凉、过酸的食物，如甘甜水果能健脾，但也容易加重痰湿。推荐药膳：荷叶芡实粥、陈皮冬瓜海带薏米排骨汤、红枣姜茶。

（2）起居调摄：居住环境避免潮湿；多晒太阳，穿衣面料宜透气散湿，尽量宽松，利于汗液蒸发；枕头不宜过高，防止打鼾加重。

（3）运动保健：坚持锻炼，强度应循序渐进；不宜在阴雨、湿冷的天气运动；体重过重或膝盖受损可选择游泳、骑自行车，减轻磨损，运动出汗后避免受寒，头发尽快吹干。

（4）穴位保健：每日按揉双侧足三里穴、手三里穴，至穴位有酸胀感为度。

F型：湿热质。"痘痘"、口腔溃疡一族，易上火，调养应清热祛湿。

（1）饮食调理：饮食清淡，咸味接近人体汗液的咸度，甜味调至淡如纯牛奶的甜度，多吃清热化湿的食品，如绿茶、芹菜、黄瓜、苦瓜、薏仁、莲子等甘寒或苦寒的食物；少食燥烈温阳的食物，如羊肉、狗肉、动物内脏、八角、胡椒、韭菜、生姜、辣椒、火锅等，最忌油炸烧烤；不宜食用阿胶、蜂蜜等滋补品及甜食；酒湿性最大，少饮为妙。推荐药膳：黄瓜眉豆煲猪肉汤、绿豆薏米冬瓜煲猪骨、泥鳅炖豆腐。

（2）起居调摄：居室宜干燥、通风，避免潮湿，环境湿热可选择空调、干燥木炭吸潮等改善；湿热体质易皮肤感染生疮疖，应选款式宽松、透气好的天然棉麻衣物，保持皮肤干爽；注意个人卫生，保持二便通畅，不熬夜，保证睡眠，有助清内热。

（3）运动保健：宜中长跑、游泳、爬山、武术等大强度锻炼，以消耗多余热量，排泄水分；运动时注意舒展筋骨，增加身体柔韧度，因为筋骨关节僵硬不利疏泄；也可选瑜伽、气功等养心舒缓的运动。

（4）穴位保健：每日按揉阴陵泉穴、足三里穴、三阴交穴、足临泣穴，以有酸胀感为度。

G型：血瘀质。久坐、过食寒凉一族，易疼痛、麻木，调养以活血化瘀为主。

（1）饮食调理：宜食用行气活血散结的食物，如木耳、竹笋、藤三七、山楂、醋、海带、油菜等；菇类养肝护肝、防癌抗癌，很适合血瘀体质；水产类有螃蟹、海参；体质偏寒则配合温行食物如韭菜、洋葱、大蒜一起吃；少食柿子、石榴、苦瓜等生涩寒凉及高胆固醇、油腻食物。红糖、红葡萄酒、糯米甜酒有助血液运行，适合女性血瘀的调养。推荐药膳：红花藤三七蒸老母鸡、米醋炖猪脚。

（2）起居调摄：不宜在阴暗、寒冷环境中长期工作和生活；作息规律，保证睡眠，避免久坐。

（3）运动保健：推荐快步走、腹式呼吸等有助气血运行的项目，勿在封闭环境中锻炼；强度视情况而定，不宜大负荷运动，一般不提倡大汗淋漓的运动效果，尤其老年人微微出汗就可以。

（4）穴位保健：瘀血体质最宜针灸、推拿、温灸、刮痧。也可自己每日按揉血海、气海、太冲、神阙、委中、内关、合谷等穴，以有酸胀感为度。

H型：气郁质。此体质调养以疏肝理气解郁为主。

（1）饮食调理：宜食行气解郁、消食醒神食物，如丝瓜、包心菜、萝卜、佛手瓜、紫苏、柑橘、柚子、红枣、菊花、玫瑰花、陈皮等；少量饮酒，活血行气；清热时勿过凉；少食酸涩助火或温热的食物，如杨梅、草莓、李子、荔枝等。推荐药膳：佛手瘦肉汤、黄花菜瘦肉汤、菊花紫苏鸡肝汤，适当喝菊花、玫瑰花茶，痛经女性用干姜红糖茶。

（2）起居调摄：增加户外活动，多与人交往，多听节奏舒缓的音乐以放松心情；保证睡眠质量，避免咖啡、茶叶等提神醒脑饮品；确实不好控制情绪，尽量做到眼不见心不烦，勿太敏感，注意调神养心。

（3）运动保健：多参加集体性体育运动，尤其是强度较大的"发泄式"锻炼，如跑步、登山、踢球、打篮球等。春季是改善血瘀、气郁体质的养生季节，可远足亲近大自然怡情养性。

（4）穴位保健：每日按揉中渚、太冲、内关、神门等穴，以有酸胀感为度。

I型：特禀质。这种易过敏体质调养以增强体质为主。

（1）饮食调理：宜清淡饮食，食物咸度接近人体汗液的咸度，甜度调至淡如纯牛奶的甜度，无明显辛辣酸等才算饮食清淡。粗细粮搭配，荤素合理；宜多食益气固表的食物，如人参、黄芪、五爪龙、淮山、红枣等；少食辛辣、腥发和含致敏物的食品，如荞麦、蚕豆、羊肉、虾、蟹、韭菜、辣椒等。推荐药膳：黄芪黑枣雪梨粥、扁鹊三豆饮、党参鸡肉汤。

（2）起居调摄：作息规律，保证睡眠；居室通风，装饰耗材、家私无异味，生活用品如枕头、棉被、地毯等经常清洗、日晒，不用鹅绒、鸭绒被子；不养宠物；春季外出避免花粉过敏，少去新装修场所。

（3）运动保健：积极锻炼，增强体质，如快步走、慢跑等，不宜高强度运动；避免春天或季节交替时节野外锻炼；注意防寒保暖，运动出汗时注意避风寒。

（4）穴位保健：特禀质有个暖心穴位叫章门穴，配足三里穴可治疗荨麻疹和组胺过敏症。每日按揉至酸胀为度。

当然，绝大多数人不是单一典型体质，而是两种或多种体质相兼，体质反映机体内阴阳运动形式的特殊性，所以任何体质调理，都要遵循调整阴阳、补偏救弊、动静有常、和谐适度的原则，这样才能达到防病治病的目的。

四、体质调理案例

1. 咽干

周某，女，36 岁，初诊日期：2010 年 6 月 12 日。

主诉：反复咽干多年。

刻诊：咽干，喉中常有异物感，大便较干结，舌红少苔，脉细数。易患咽喉痛，平时饮食口味重，有慢性咽炎史。

体质辨治：阴虚体质，感邪从热，饮食以滋阴清热、润肺利咽为主。

养生调摄：饮食清淡，食味咸淡适宜，食物以蒸煮为主，少吃煎炸、辛辣厚味之品。多吃白菜、西洋菜、苦瓜、水豆腐、青瓜、葛根、芹菜、雪梨、空心菜、苦麦菜，喝绿茶，保持大便通畅，建议饮用过滤后的自来水。发声时学会调理气息，气沉丹田，多运用腹腔以助发声，切勿过度使用嗓子，咽痛明显可选用新鲜鱼腥草50g，严重时加银花15g煎服等。

随访：患者遵医嘱以食疗养生调理为主，咽干基本缓解，大便通畅。半年内无咽痛发作。

按语：慢性咽喉炎是常见病、多发病，多见于阴虚体质患者，此类患者，平时可多吃清凉滋润食品，如苦瓜、水豆腐、青瓜、葛根、芹菜、雪梨等；而味精、八角、茴香、辣椒、酸醋较温燥或酸涩助火，应少吃，厚味重易生湿助热。有条件的可常喝天然无添加剂的山泉水，或至少把自来水过滤杂质后才喝，自然会改良体质少生病。

2. 痞满

张某，男，56岁，初诊日期：2010年8月10日。

主诉：有慢性胃炎10多年，经常胃脘胀闷、胃纳呆，服过耐信、吗丁啉、香砂六君丸，症状好转，但停药易再发。

刻诊：神疲，形体消瘦，胃脘胀闷，胃纳呆，嗳气，口干，便干，睡眠易醒，舌苔腻，脉弦细。

体质辨治：气虚湿郁相兼，食疗以健脾理气化湿为主。

养生调摄：补充蛋白质食物应首选鱼肉，次蛋类，少吃不易消化的鸡、鸭、鹅、牛、羊肉，另外植物果实，如红豆、花生、黄豆、腰果、青豆、四季豆、马铃薯、芋头、淮山、糯米、玉米等含淀粉高的食物不好消化，也应少吃。选择合适的水果，宜在饭后吃，水果中如芭蕉、西瓜、雪梨等寒凉水果一般不吃，忌辣椒、食醋、酒等酸辣食品、平时调味可用生姜、洋葱、紫苏、芫荽、陈皮等健胃食品，每餐进食不能过饱，可少吃多餐，适当运动，可自行按摩手三里穴、足三里穴，酸胀为度。

随访：患者精神饱满，体重增加，胃纳好，胃痞胀基本缓解，大半年未发作。

按语：慢性胃炎者常出现胃脘部痞满不适感，考虑病从口入，此类患者食疗比药疗更重要，嘱咐患者坚持进食容易消化的食品，忌大鱼大肉随性饮食。胃喜温，寒凉生冷食品一般不吃，以防损伤中阳，滋生痰湿。

3. 月经不调

李某，女，38岁，初诊日期：2010年6月8日。

主诉：患者因月经周期缩短，经期延长逐渐加重7年有余，前来就诊。其自2003年上半年开始，月经周期逐渐缩短，经期逐渐延长，月经色泽由暗红渐至如酱油色，瘀块较多，月经量变化不大，时伴小腿肌肉痉挛，多年来曾用过六味地黄汤、归脾汤、桃红四物汤、补中益气汤、乌鸡白凤丸、逍遥丸、左归丸、右归丸等汤剂加减化裁治疗，有时还配合雪蛤食疗、口服钙尔奇 D 等，未效。西药用过黄体酮治疗，月经恢复正常，但停药 1 个月后复发。有慢性胃炎、咽炎，习惯性便秘史，经常服用凉茶或滋阴清热中药。

刻诊：近几年来月经周期缩短至 19～21 日一行，经期延长至 9～11 日才干净，经色暗红，晚上时见小腿肌肉痉挛痛醒，常口干、便秘，大便干燥，睡眠易醒，舌红少苔，脉细。

体质辨治：阴虚血瘀，肾虚不固，治以养阴活血，滋肾固涩。

养生调摄：月经干净后经常喝陈醋黑豆猪骨汤，规律作息，适当锻炼。可艾灸足三里穴、气海穴。

随访：患者服陈醋黑豆猪骨汤约 5 日，因咽喉疼痛，胃隐隐作痛停服。但次月月经来得较以往畅快，只是量稍多，月经周期、经期都恢复正常，小腿抽筋亦缓解。之后月经干净后仍间或喝上几天陈醋黑豆猪骨汤，2 年多来月经不调基本恢复。

按语：中医一向有"药食同源"之说。民间产妇常喝陈醋黑豆猪骨汤，据说可以壮骨祛风、祛瘀排恶露。

本患者月经延长，经色暗红，淋漓难干净，提示瘀血内阻，小腿肌肉痉挛，提示肝肾亏虚，筋失所养，所以选用陈醋黑豆猪骨汤食疗，根据中医的理论：食醋味酸、苦，性温，有止血、散瘀的作用，黑豆性味甘、平，滋阴补肾，猪骨，性温、咸，入肾，滋阴养血，加上肝肾同源，肝主筋，所以陈醋黑豆猪骨汤具有滋肾固涩、养阴柔筋、活血散瘀的作用，本方选用陈醋黑豆猪骨汤治疗月经不调、小腿痉挛，效如桴鼓始料不及。

4. 功能性腹泻

陈某，女，36 岁，初诊日期：2012 年 7 月 10 日。

主诉：因产后失于调理，出现功能性腹泻 3 年余。

刻诊：大便溏，时稀薄如水，日大便 1～3 次不等，口和不渴，四肢欠温，无腹痛，肛门无灼热感，舌淡红，苔白腻，脉沉迟。

体质辨治：阳虚体质，寒湿下注。治以温中健脾，祛湿止泻。

养生调摄：胡椒 3～8 粒/日，并在食物中经常搭配姜、葱、八角、茴香、紫苏、桂皮、醋等辅佐食材。水果不宜空腹吃，也不能多吃，忌食梨、火龙果、芭蕉、西瓜、冷饮、油腻汤水、辣椒。可常食用姜醋脊骨汤，不宜食用菜干、冬瓜汤等清火凉汤等。经常晒太阳，适当运动。可配合艾灸神阙穴。

随访：食疗一周后大便成形，一直坚持食疗，大半年大便基本正常，偶尔进食寒凉水果会复发。

按语：功能性腹泻一般有别于痢疾、肠炎类腹泻，前者一般无腹痛，后者多有腹痛、黏液便，里急后重。该患者便溏、口和不渴、四肢不温、舌淡白、脉沉迟，皆是阳虚体质的表现，病位在中焦，中阳不振，水湿下注导致腹泻。胡椒性味辛温，可温中散寒，燥湿止泻。不论新泻、久泻，只要症属阳虚泻泄，无腹痛，无里急后重，周师常用胡椒治疗，胡椒食用方便，首次可服至10粒左右，再泻再加 4~5 粒咀嚼吞服，其系家庭常备的调味品，取材方便，食用简单，价格便宜，不失为居家旅行必备的保健品。

5. 腰痛

张某，女，57 岁，初诊日期：2016 年 10 月 10 日。

主诉：患者停经后腰反复酸痛 2 年就诊。

刻诊：精神疲倦，腰酸痛，以下半夜为主，白天活动后可缓解，大便软，不成形，口淡不渴，易醒，小便清长，舌淡红，苔薄白，尺脉细弱。

体质辨治：阳气亏虚，不能温通经脉，不通则痛。治以益气温阳，散寒通经止痛。

养生调摄：经常进食姜醋猪脚汤、胡椒猪肚汤、当归生姜羊肉汤、红参黄芪大枣脊骨汤，菜中多加姜葱蒜、醋酒、辣椒等配料，口服钙片。适当运动，多晒太阳。

随访：改善饮食后，半年腰痛未发。

按语：患者已是天癸绝的年龄，肾阳亏虚，加上夜间阴气盛，阳气温煦功能受阻，经络不通，所以夜间腰痛加重。另外口淡不渴、易醒、小便清长、舌淡红、苔薄白、尺脉细弱，都是阳虚的表现。食疗中的姜醋、当归、红参等有温阳活血、通经活络的作用。现代医学认为绝经后雌激素水平急剧下降，影响钙的吸收，骨为肾之谷，可以多吃姜醋猪脚汤，溶解的钙离子可以壮骨温阳，从而改善肾阳虚的体质，达到防病治病作用。

6. 虚人感冒

宋某，女，5 岁，初诊日期：2017 年 1 月 8 日。

主诉：患儿 1 年来反复鼻塞、喷嚏、流清涕、咳嗽，经过西医治疗基本缓解，但易复发，求调体质。

刻诊：患儿性格内敛，喜静不爱动，胃纳一般，口和喝水少，易出汗，大便溏，四肢欠温，舌淡红，苔薄白，尺脉弱。

体质辨治：阳气亏虚，卫表不固，治以温阳益气固表。

养生调摄：多吃五爪龙巴戟瘦肉汤、紫苏生姜泥鳅汤、米醋猪脚汤、黄芪黑枣脊骨汤，饮食均衡，多吃含维生素 C 丰富的水果。艾灸足三里穴、神阙穴或艾叶浴足。积极参加户外活动。感冒初起喝紫苏葱白生姜红糖汤。

随访：患儿通过上述食疗，并改善生活习惯后，体质日渐强壮，大半年未见感冒。

按语：《黄帝内经》有云："正气存内，邪不可干。"患儿阳气亏虚，卫表不固，导致营卫不和反复感冒。患儿五脏未充，所以加强营养、适当锻炼是主要的，必要时配合食疗，五爪龙益气健脾，泥鳅有水中人参之称，有裨益中气作用，米醋猪脚汤温肾壮骨，紫苏生姜健脾开胃、祛风散寒，经常食用可明显改善阳气虚损的体质。改善体质食疗胜于药疗，尤其对于小孩，食疗明显依从性更好。

7. 痤疮

朱某，女，25 岁，初诊日期：2018 年 5 月 8 日。

主诉：患者面部痤疮反复发作 1 年，几乎 2 个月发作一次，吃清热解毒药可缓解，求调理身体。

刻诊：面部痤疮基本治愈，局部留有皮肤色素沉着，平素工作繁忙，作息不规则，饮食口味重，口苦，易烦躁，身重困倦，大便燥结，小便黄，舌质偏红，苔黄腻，脉滑数。

体质辨治：湿热内蕴，治以清热祛湿。

养生调摄：饮食清淡，作息规律。可喝绿茶、桑叶茶，食用黄瓜、葛根绿豆汤、眉豆薏米冬瓜汤、西瓜皮溪黄草汤。少吃辣椒、姜葱、八角、茴香等温燥调味品。常按压地机穴、中渚穴、太冲穴。

随访：饮食、作息习惯改良后，痤疮半年不复发。

按语：患者烦躁、口干口苦、苔黄腻、脉滑数，乃湿热体质。湿热内蕴，热毒上扰，血败肉腐可生疮疡。所以饮食厚味导致湿热内生，加重热毒之邪，导致痤疮反复发作。俗话说，病从口入，所以告诫患者饮食清淡。作息不规则，失眠烦躁，情志不遂，可五志化火，加重湿热内蕴，所以嘱其注意调情志以截断病源。继以葛根、绿豆、绿茶、桑叶、青瓜等清热祛湿以善其后。

8. 过敏鼻炎

陈某，女，42 岁，初诊日期：2019 年 1 月 10 日。

主诉：患者反复喷嚏 3 年，有过敏性鼻炎病史。

刻诊：喷嚏频频，几乎晨起必发，伴流清涕，活动后缓解。二便调，舌淡，苔薄白，脉细沉。

体质辨治：阳虚，卫表不固，风寒外袭。治以温阳固表。

养生调摄：晨起醒来，不急于起床，床上适当活动，如伸伸腰、做吐纳呼吸 2～3 分钟。起床时适当避风寒，如手捂鼻子，活动开后才放手。平素可吃黄芪当归生姜羊肉汤，可艾灸涌泉穴、太溪穴，按压合谷穴等。

随访：患者起床时注意鼻子保暖，晨起喷嚏、流涕基本缓解。

按语：患者患过敏性鼻炎多年，活动后喷嚏、流涕一般可自行缓解。活动后阳气舒展、卫表加固，可抵御风寒之邪外袭，因而喷嚏、流涕可自行缓解。清晨起床时，考虑室内温度较低，如果不注意保暖，鼻子因受冷空气刺激易出现喷嚏频频，所以嘱其起床时避风寒，可以多披件衣服，同时手捂鼻子保暖鼻腔1分钟。这样晨起喷嚏、流涕就会减少发作。另外经常食用温补食物、适当艾灸，可以鼓舞阳气、增强体质。

9. 痛经

张某，女，20岁，初诊日期：2019年2月4日。

主诉：患者反复月经期腰腹下坠不适、隐痛2年，严重时影响生活学习，求调治。

刻诊：下腹隐痛，腰腹坠胀不适，经血暗，血块多，口淡不渴，舌暗苔白，脉弦涩。

体质辨治：阳虚血瘀，脉络瘀阻。治以温通血脉。

养生调摄：艾灸关元穴、归来穴、足三里穴。经常进食当归生姜羊肉汤、艾叶煎蛋。平时，尤其月经前1周不进食生冷食物，如雪糕、雪梨、西瓜、粉葛、绿豆汤等。月经前1周多服生姜红糖红豆汤，食物配料中多配葱、姜、蒜、川椒、八角、茴香、肉桂等调味品。

随访：患者平素注意进食温热食品，痛经 3 个月未发作。

按语：患者属阳虚血瘀体质，平时饮食多吃温热活血之品，尤其月经前 1 周忌进食生冷食品，以防止胞宫脉络收缩，血流不畅，瘀血内堵，不通则痛，出现痛经。经期前提前干预体质，可防止痛经复发。

10. 口苦

冯某，男，46 岁，初诊日期：2019 年 4 月 6 日。

主诉：患者晨起口苦半年，下午好转，时伴烧心感，胃镜检查提示：反流性食管炎、慢性胃炎。曾用西药制酸、胃动力药治疗。症状好转，但停药复发。

刻诊：晨起口苦，胸骨后时有烧心感，上腹时胀闷，嗳腐吐酸，大便 2～3 天一排，舌淡红，苔腻，脉弦。平素应酬多。

体质辨治：湿郁气滞，治以健脾化湿，行气降逆。

养生调摄：饮食节制，睡前一般不进食，及时排宿便。睡觉时，保持头高脚低体位睡姿，并适当抬高上背部。忌酸辣生冷食品及烟酒。尽量食用易消化的食物，如鱼肉、河虾、鸡蛋。少吃鸡、鸭、鹅肉，少吃坚果、糯米、芋头、马铃薯等难消化的食品。食物中多选配陈皮、紫苏、葱、蒜、山奈、萝卜、佛手、苦瓜等祛湿之品。

随访：改变睡姿、节制饮食后，口苦基本消失。

按语：饮食不节是导致本病的根源，首先嘱患者建立良好饮食习惯。另外患者晨起口苦，考虑睡时过于平躺，胆汁返流，灼伤食管，所以建议其改变睡姿，抬高后上背部，防止胆汁返流，促进疾病更快康复。

11. 便秘

李某，女，34岁，初诊日期：2020年2月6日。

主诉：习惯性便秘多年。

刻诊：大便3~4天一排，便干，时腹胀，口干，舌淡红，苔少，脉细。

体质辨治：阴虚体质，治以滋阴润肠。

养生调摄：养成每天定时大便，晨起喝杯温开水的良好习惯。多进食清润滑肠之品，如雪梨、芭蕉、火龙果、生花生仁、蜂蜜，以及青菜蔬果等粗纤维食品，多喝水，饮食淡味，忌辛辣的胡椒、姜、蒜、辣椒以及油炸食品等。

随访：饮食清淡，多吃青菜瓜果后，大便较顺畅，基本1~2天一排。

按语：阴虚体质，饮食要清淡，要及时喝水补充水分。熟悉食物的寒热温凉对指导进食很有意义，一般忌辛辣厚味之品，防止耗损津液加重口干、便秘之症。

12. 带下病

陈某，女，38 岁，初诊日期：2020 年 4 月 6 日。

主诉：反复白带量多 1 年。

刻诊：形体肥胖，腹部肥满，带下色白或淡黄，量稍多，质稠，无臭气，绵绵不断，便溏，口黏苔腻，喜食生冷水果及寒性食品，苔腻，脉滑。

体质辨治：痰湿体质，治以健脾化湿。

养生调摄：饮食节制，适当运动控制体重。平素多进食姜、蒜、葱、胡椒、陈皮等佐料，以及健脾温中化湿之品。可喝芡实眉豆薏仁生姜廋肉汤、胡椒泥鳅汤等。少吃雪梨、黄瓜、苦瓜、冬瓜、西瓜等清凉伤脾阳之品。

随访：坚持饮食中多加姜、蒜、葱、胡椒、陈皮等佐料，半年来白带基本正常。

按语：正确认识中医的体质，熟悉常见食物的性味，对指导养生是很有意义的。本患者属痰湿体质，其疾病系由过食寒凉食物所致。

13. 斑秃

梁某，男，34 岁，初诊日期：2020 年 4 月 16 日。

主诉：斑块状脱发 2 天。

刻诊：头部后枕部见硬币大小斑秃，神疲，声低懒言，困倦，睡眠不足，胃纳呆，口淡，舌淡红，白苔，脉濡细。平素工作较繁忙。

体质辨治：气血亏虚，治以健脾益气补血。

养生调摄：多食用五爪龙红枣瘦肉汤、党参元肉猪骨汤、生姜红豆红糖水等，斑秃局部每日用热姜片摩擦15~20分钟，不熬夜，适当运动。

随访：按上述方法居家调理1个月后，头发再生，病情稳定，一年来都未再发斑秃。

按语：斑秃病因复杂，多属自身免疫性疾病，易复发。对于斑秃，可在家拿一块姜，将姜适当加热，用其摩擦斑秃局部头皮，改善局部血液循环，促进毛囊尽快生发。该病一般多能自愈，但易复发。所以反复发作者，还是到医院及时查找病因为上。

14. 经前乳房胀痛

周某，女，33岁，初诊日期：2020年6月3日。

主诉：经前乳房胀痛半年。

刻诊：形体瘦者，喜叹息，乳房胀痛，情感脆弱，烦闷不乐，舌淡红，苔薄白，脉弦。

体质辨治：气郁体质，治以疏肝行气解郁。

养生调摄：饮食宜清淡，可多食用佛手瓜、丝瓜、陈皮、泡玫瑰花、菊花茶，多听抒情音乐，适当参加户外活动，多做调息吐纳呼吸运动，每天按摩行间穴、太冲穴、三阴交穴15分钟，必要时居家备用逍遥丸。

随访：服用逍遥丸后乳房胀痛缓解，后坚持居家调摄养生，半年来经前乳房胀痛基本缓解正常。

按语：经前乳房胀痛多是肝气郁结、经络不通所致。食物中佛手瓜、陈皮、丝瓜络等有疏肝理气作用，可以缓解乳房胀痛，同时乳房乃肝经循经之处，按揉行间穴、太冲穴、三阴交穴可以疏肝理气，达到通经止痛作用。中医养生确实简便验廉，随手就来，发扬中医可从娃娃抓起，对民族强身健体大有裨益。

15. 眩晕

冯某，女，53岁，初诊日期：2020年7月13日。

主诉：发作性头晕两天。

刻诊：神情疲倦，头部沉重，翻身起床易出现头晕，视物旋转，伴胸闷恶心欲吐，静躺不动1分钟后症状可自行缓解，但头部位置变动眩晕又发，无语言不利、视力下降、肢体乏力等，舌淡红，苔白腻，脉滑。

体质辨治：痰湿体质，治以健脾利湿。

养生调摄：多食用五指毛桃、薏仁、生姜、洋葱、紫苏、眉豆、芫荽等健脾祛湿之品，可自行按摩手三里穴、足三里穴，酸胀为度，每次按摩15分钟，或艾灸百会穴等。另外可以训练前庭的平衡功能，慢慢坐起，在床边中间坐稳，两脚垂在床外边，头部躯干保持直立位，面朝床外，身体两边放好两个高枕头，枕头高度与肩宽一致，然后快速向一侧倒下，头部刚好有枕头垫着，约

1～2分钟后又坐起，坐1～2分钟后又快速倒向另一侧。如此不断重复倒坐，每边约倒10次。一天练两次，锻炼几天后一般前庭功能恢复，头晕停止。

随访：患者诉上述头晕一发作，做前庭习服法，头晕就可缓解。

按语：该患者的眩晕症主要是由痰湿蒙蔽耳窍引起，现代医学认为是耳石症，治疗上一般没有什么特效药。耳石引起的眩晕症在临床上还是很常见的，这种眩晕与头部位置变动引起耳石刺激前庭平衡器官有关，它与痰瘀堵塞脑络引起中风的眩晕不同，应注意鉴别。耳石引起的眩晕一般休息不动可自行缓解，无伴肢体麻木、偏瘫，无语言含糊不清或语言不利，无口角歪斜等，而中风常伴发音不清、口角歪斜、肢体麻木乏力等。该患者配合健脾祛湿、疏通耳道的食疗法，便于耳石复位，恢复前庭功能，防止眩晕发作。

16. 淋证

龚某，女，48岁，初诊日期：2020年8月13日。

主诉：反复尿频尿涩半年。

刻诊：尿频尿涩，微痛，下腹坠胀，口干，舌红，苔少，脉细数，以往有类似病史，月经半年未来。

体质辨治：阴虚燥热，治以养阴清热。

养生调摄：生鱼腥草1两煎水500mL，分三次喝。

平时清淡饮食，多喝水，多吃苦瓜、黄瓜、丝瓜、白菜、粉葛、豆腐、菜干绿豆汤、雪梨、西瓜等清润之品，可自行按摩三阴交穴、太溪穴、太冲穴，酸胀为度，每次按摩 15 分钟。

随访：注意饮食调摄后，病情缓解，半年未发。

按语：患者已是天癸将绝之年，肾阴不足，阴虚燥热，症状明显可予鱼腥草清热利尿。平素注意饮食清淡，忌食辛辣厚味之品，按摩三阴交穴、太溪穴、太冲穴滋养肾阴、调和阴阳以防复发。

参考文献

1. 谢华. 黄帝内经［M］. 北京：中医古籍出版社，2000.

2. 张仲景. 桂林古本伤寒杂病论［M］. 北京：中国中医药出版社，2014.

3. 陈无择. 三因极一病证方论［M］. 北京：中国中医药出版社，2011.

4. 周仲瑛. 中医内科学［M］. 北京：中国中医药出版社，2007.

5. 苏颖. 中医运气学［M］. 北京：中国中医药出版社，2017.

6. 邹勇. 五运六气：入门与提高十二讲［M］. 北京：人民卫生出版社，2017.

7. 王敏. 董氏奇穴精要整理［M］. 沈阳：辽宁科学技术出版社，2011.

8. 田合禄. 五运六气解读《伤寒论》［M］. 北京：中国中医药出版社，2014.

9. 杨真海，刘力红. 黄帝内针：和平的使者［M］. 北京：中国中医药出版社，2016.

10. 马维骐. 中医运气学简明解读［M］. 北京：中国中医药科技出版社，2009.

11. 黄泳，张继苹. 经络穴位针灸速记手册［M］. 广州：广东科技出版社，2015.

12. 中华中医药学会. 中医体质分类与判定［M］. 北京：中国中医药出版社，2009.